（续表）

临床特点	轻度	中度	重度	危重
使用 β_2 受体激动剂后 PEF 预计值或个人最佳值	>80%	60%~80%	<60% 或 <100 L/min 或作用时间 <2 小时	无法完成检测
PaO_2（吸空气）	正常	60~80 mmHg	<60 mmHg	<60 mmHg
$PaCO_2$	<45 mmHg	≤45 mmHg	>45 mmHg	>45 mmHg
SaO_2（吸空气）	>95%	91%~95%	≤90%	≤90%
pH 值	正常	正常	降低	降低

（2）慢性持续期：许多哮喘患者可能没有急性发作，但在相当长的时间内表现为不同程度的喘息、咳嗽、胸闷等。治疗前（包括新发生症状的患者和既往已诊断为哮喘而长期未应用药物规范治疗的患者）根据其临床表现和肺功能可将慢性持续期的病情程度分为 4 级（表 1-4）。

表 1-4　哮喘慢性持续期严重程度分级

分级	临床特点
间歇（第一级）	出现症状每周少于 1 次，短期出现，夜间哮喘症状不超过每月 2 次，FEV_1 ≥预计值的 80% 或最大呼气量（PEF）≥个人最佳值的 80%，PEF 或 FEV_1 变异率 <20%
轻度持续（第二级）	出现症状每周达到或多于 1 次，但每日不足 1 次，可能影响活动和睡眠，夜间哮喘症状每月多于 2 次，但每周不足 1 次，FEV_1 ≥预计值的 80% 或 PEF_1 ≥个人最佳值的 80%，PEF 或 FEV_1 变异率为 20%~30%
中度持续（第三级）	每日有症状，影响活动和睡眠，夜间哮喘症状每周达到或多于 1 次，FEV_1 占预计值的 60%~79% 或 PEF 占个人最佳值的 60%~79%，PEF 或 FEV_1 变异率 >30%
严重持续（第四级）	每日有症状，频繁出现，经常出现夜间哮喘症状，体力活动受限，FEV_1 <预计值的 60% 或 PEF<个人最佳值的 60%，PEF 或 FEV_1 变异率 >30%

（3）缓解期：经过治疗或未经治疗，症状、体征即消失，肺功能恢复到急性发作前水平，并维持4周以上。

4. 并发症

阻塞性肺气肿、慢性肺源性心脏病、慢性呼吸衰竭及自发性气胸等。

（三）心理-社会状况

因哮喘发作时出现呼吸困难、濒死感，会导致患者感觉焦虑、恐惧。哮喘发作严重的患者甚至丧失生活信心，易对家属、医务人员或支气管扩张剂产生依赖心理。

二、常见护理诊断/问题

（一）气体交换受损

与支气管痉挛、气道炎症、气道阻力增加有关。

（二）有体液不足的危险

与哮喘反复发作或重症哮喘发作时间长、患者张口呼吸、体液消耗过多、不能进食有关。

（三）焦虑、恐惧

与呼吸困难、哮喘发作伴濒死感、健康状态不佳有关。

（四）知识缺乏

患者及其照顾者缺乏哮喘疾病及使用定量吸入器的相关知识。

（五）潜在并发症

潜在并发症为呼吸衰竭，与气道阻塞、呼吸肌劳累、缺氧和二氧化碳潴留加重有关。

三、护理目标

患者呼吸困难缓解，发绀减轻或消失；摄入足够的液体，痰液稀释，排痰顺畅；促进患者情绪稳定；了解哮喘有关知识，能够正确使用定量吸入器；预防哮喘发作，不发生呼吸衰竭。

四、护理措施

（一）改善通气，缓解呼吸困难

1. 环境

患者对气温和气味很敏感，应保持室内空气流通、新鲜，维持室温在18~

22 ℃、湿度在 50%~70%。避免环境中的变应原，不宜在室内放置花草及用羽毛枕头。避免房间内尘埃飞扬，避免吸入刺激性物质而导致哮喘发作。

2. 体位

哮喘发作时，协助患者采取半卧位或坐位并较舒适地伏在床旁小桌上休息，以减轻体力消耗。

3. 饮食

提供清淡、易消化、足够热量的饮食，避免进食硬、冷、油煎食物及与哮喘发作有关的食物，如鱼、虾、蟹、蛋类、牛奶等。某些食物添加剂如柠檬黄、亚硝酸盐也可诱发哮喘，应引起注意。

4. 病情观察

观察哮喘发作的前驱症状，如鼻咽部痒、打喷嚏、流涕、眼痒等黏膜过敏症状。哮喘发作时，观察患者的意识状态及呼吸频率、节律、深度等，监测呼吸音、哮鸣音变化，监测动脉血气分析和肺功能情况。哮喘严重发作时，若经治疗病情无缓解，及时做好机械通气的准备。

5. 给氧

哮喘发作时，PaO_2 可有不同程度的下降，按医嘱给予吸氧（2~4 L/min），伴有高碳酸血症时应低流量（1~2 L/min）、低浓度吸氧。吸氧时应注意呼吸道的湿化和通畅，避免气道干燥和寒冷气流的刺激而导致气道痉挛。

6. 促进排痰

清除呼吸道分泌物是改善通气的重要环节。

7. 药物

按医嘱使用支气管扩张剂和抗生素。

（二）补充液体

哮喘发作的患者应注意补充液体，稀释痰液以利于咳出，改善通气功能。若无心、肾功能不全，鼓励患者每日饮水 2~3 L。重症哮喘应静脉补液，一般补液量为 2~3 L/d，滴速以 30~50 滴/分为宜，避免单位时间内输液过多而诱发心力衰竭。

（三）心理护理

哮喘发作时患者精神紧张、烦躁、恐惧，而不良情绪常会诱发或加重哮喘发作。护士应提供良好的心理支持，尽量守护在患者床旁，多安慰患者，使其产生信任感和安全感。应多巡视患者，耐心解释病情和治疗措施，给予心理疏导和安慰，消除过度的紧张状态，对减轻哮喘发作的症状和控制病情有重要意义。

（四）预防并发症

痰液黏稠容易造成痰栓，使呼吸困难加重。当患者意识不清时医护人员应做好气管插管或气管切开准备，及时清除痰栓，减少无效腔，以预防呼吸衰竭的发生。患者出现呼吸衰竭时，医护人员应积极采取相应措施，必要时给予人工呼吸机辅助治疗，以缓解患者呼吸困难，使呼吸肌得到休息，维持呼吸功能。若患者出现气胸等并发症，医护人员应积极采取相应措施，立即给患者排气减压。

（五）用药护理

1. 拟肾上腺素药

此类药物较多，目前多选用 β_2 受体激动药，如沙丁胺醇，口服制剂每次 2~4 mg，每日 3 次；特布他林口服制剂每次 1.25~2.5 mg，每日口服 2~3 次；硫酸沙丁胺醇气雾剂，每次吸入 0.1~0.2 mg，每日 2~3 次。口服剂型每次 8 mg，每日 2 次，对夜间发作较适用，此药片内含有控释材料，必须整片吞服。长效 β_2 受体激动药作用时间为 10~12 小时，常用药物有福莫特罗、沙美特罗及丙卡特罗等，且有一定抗炎作用。指导患者按医嘱用药。注意观察药物的不良反应，如头痛、头晕、心悸、骨骼肌震颤、低血钾等，药物用量过大可引起严重心律失常，甚至发生猝死。β_2 受体激动药不宜长期、规律、单一、大量使用。因为长期应用可引起 β_2 受体功能下降和气道反应性增高，出现耐药性。指导患者正确使用雾化吸入器，以保证药物的疗效。

2. 茶碱类药物

常用药物有氨茶碱，口服每天 6~10 mg/kg，茶碱缓（控）释片不能嚼服，必须整片吞服，可用于夜间哮喘。静脉给药主要应用于重症和危重症哮喘，静脉注射首次剂量 4~6 mg/kg，注射速度不超过 0.25 mg/（kg·min），静脉滴注维持量为 0.6~0.8 mg/（kg·h），日注射量一般不超过 1.0 g，静脉注射的时间应超过 10 分钟。茶碱类药主要不良反应是胃肠道、心脏和中枢神经系统的毒性反应。氨茶碱用量过大或静脉注射（滴注）速度过快，可引起恶心、呕吐、头痛、失眠、心律失常，严重者可引起室性心动过速、癫痫样症状、昏迷，甚至心搏骤停等。用药时监测血药浓度可减少不良反应的发生，其安全浓度为 6~15 μg/mL。发热、妊娠、小儿或老年有心、肝、肾功能障碍及甲状腺功能亢进者发生不良反应的风险增加。合用西咪替丁（甲氰咪胍）、喹诺酮类、大环内酯类药物等可影响茶碱代谢而使其排泄减慢，应加强观察，减少用量。

3. 抗胆碱药

抗胆碱药有舒张支气管及减少黏液分泌的作用。常用异丙托溴铵吸入或雾化吸入，约 10 分钟起效，维持 4~6 小时。长效抗胆碱药噻托溴铵作用维持时间可达 24 小时。抗胆碱药吸入后，少数患者可有口苦或口干感。

4. 糖皮质激素

糖皮质激素是当前控制气道炎症最有效的药物，其主要的作用机制是抑制炎症细胞的迁移和活化，抑制细胞因子的生成，抑制炎症介质的释放。给药途径包括吸入、口服和静脉用药。吸入治疗是目前推荐长期抗感染治疗哮喘的最常用方法。常用的吸入剂有倍氯米松和布地奈德，轻度持续者的吸入剂量一般为 200~1 500 μg/d、中度持续者为 500~1 000 μg/d、重度持续者需要 > 1 000 μg/d（不宜超过 2 000 μg/d）。口服的药物有泼尼松（强的松）、泼尼松龙（强的松龙），泼尼松的起始剂量为每天 30~60 mg，症状缓解后逐渐减量至每天 ≤10 mg，然后停用，改用吸入剂。严重哮喘发作时应静脉给药，可用甲泼尼龙（每天 80~160 mg）或琥珀酸氢化可的松（每日 100~400 mg）。注意观察药物的不良反应，吸入剂虽然全身不良反应少，但少数患者可出现口腔念珠菌感染、声音嘶哑或呼吸道不适，指导患者吸药后及时用清水漱口，可减轻局部反应和胃肠道吸收。口服用药可引起或加重消化性溃疡、骨质疏松等，因此宜在饭后服用。

5. 其他

（1）白三烯（Leukotriene，LT）调节剂：具有抗炎和舒张支气管平滑肌的作用，常用药物如扎鲁司特（20 mg，每日 2 次）或孟鲁司特（10 mg，每日 1 次口服）；白三烯调节剂的主要不良反应是较轻微的胃肠道症状，少数有皮疹、血管性水肿、转氨酶升高，停药后可恢复。

（2）色甘酸钠：非糖皮质激素类抗感染药物，对预防运动或变应原诱发的哮喘最为有效。色甘酸钠雾化吸入 3.5~7.0 mg 或干粉吸入 20 mg，每日 3~4 次，少数患者吸入后可有咽喉不适、胸闷，偶见皮疹，孕妇慎用。

（3）酮替芬和新一代组胺 H_1 受体拮抗剂（阿司咪唑）等对轻症哮喘和季节性哮喘有一定效果，也可与 β_2 受体激动药联合用药。酮替芬会产生镇静、头晕、口干、嗜睡等不良反应，对高空作业人员、驾驶员、操纵精密仪器者应予以强调。

（六） 正确使用定量吸入器

护士在对患者进行指导前，首先仔细评估患者使用吸入器情况，找出患者使用中存在的问题及其相关因素，针对问题并结合其文化程度、学习能力确定适合的教育内容和方法。评估结束后，护士介绍吸入器的正确使用方法，即吸入前振摇，以使药液混匀。嘱患者缓慢呼气，置喷口于口内，双唇包紧。之后嘱患者缓慢吸气，在深吸气过程中按压驱动装置，尽可能屏气 5~10 秒，使较小的雾粒在更远的气道沉降后缓慢呼气。若需要再次吸入，应等待至少 1 分钟后再重复上述步骤。嘱患者用药后漱口或饮水，以此可以减少口腔真菌感染及避免咳嗽的发生。气雾剂首次被使用时或气雾剂已超过 1 周未被使用时，使用者先向空气中试喷。另外，吸入器应避免阳光照射和放置在 40 ℃ 以上高温的环境中。嘱患者注意观察药物的疗效及不良反应。

（七） 健康指导

对哮喘患者的教育与管理是提高疗效、减少复发、提高患者生活质量的重要措施。

1. 护理人员向患者解释哮喘的诱发因素、发病机制、治疗方法，提高患者在治疗中的依从性，让患者了解长期、适当、充分的治疗可以控制哮喘的发作。

2. 嘱患者熟悉哮喘发作的先兆及相应的处理方法。进行变应原检测和脱敏疗法。

3. 嘱患者了解支气管扩张药和抗感染药物的作用、用法和不良反应，掌握正确的吸入技术。

4. 指导患者摄入营养丰富的食物、清淡饮食，避免食用易诱发哮喘的食物，如牛奶、鱼、虾等，避免刺激性食物和饮酒，鼓励患者多饮水。

5. 嘱患者适当地进行锻炼，保证充足的睡眠，增强体质。保持有规律的生活和乐观的情绪，避免身心过劳。

6. 对患者进行心理社会指导。精神心理因素在哮喘的发生、发展过程中起到重要作用，培养良好的情绪和战胜疾病的信心是哮喘治疗和护理的重要内容。哮喘患者的心理状态包括抑郁、焦虑、恐惧、性格改变等，应及时给予其心理护理。此外，患者常有社会适应能力下降（如自信心不足、交际减少等）的表现，应指导患者充分利用社会支持系统，动员与患者关系密切的家人或朋友参与对哮喘患者的管理，为其身心康复提供多方面的支持。

　　7. 指导患者学会在家中自行监测病情变化，并进行哮喘严重程度的评定，重点掌握峰流速仪的使用方法，有条件的应记录哮喘日记；让患者与医生共同制订防止复发、保持病情长期稳定的治疗和康复方案。

第二章　心内科疾病的护理

第一节　心力衰竭

心力衰竭，简称心衰，是由于任何心脏结构或功能异常导致心功能不全的一种综合征，是指心肌收缩力减弱使心排血量不能满足机体代谢的需要，导致器官、组织血液灌注不足，同时出现肺循环和（或）体循环淤血的表现。心力衰竭时通常伴有肺循环和（或）体循环的被动性充血，故又称为充血性心力衰竭，常是各种原因所导致的心脏疾病的终末阶段。

心功能不全的概念在理论上更为广泛，心力衰竭是指出现临床症状的心功能不全，但心功能不全不一定存在心力衰竭。心功能不全常用来表明器械检查的结果，如超声心动图等提示心脏收缩或舒张功能不正常，而尚未出现临床症状的状态。

心力衰竭的临床类型按其发展速度可分为急性和慢性两种，以慢性居多；按其发生的部位可分为左心衰竭、右心衰竭和全心衰竭。

一、慢性心力衰竭

慢性心力衰竭是心血管疾病的终末期表现，也是最主要的死亡原因。在我国，以往引起慢性心力衰竭的病因以病为主，但近年来，其所占比例已下降，而高血压和冠心病导致慢性心力衰竭的比例呈明显上升趋势。

慢性心力衰竭的基本病因如下。原发性心肌损害主要见于冠心病心肌缺血和（或）心肌梗死，其次为心肌炎、心肌病。心肌代谢障碍性疾病以糖尿病心肌病最常见，其他如继发于甲状腺功能亢进或减低的心肌病、心肌淀粉样变性等。心脏负荷过重如瓣膜关闭不全、间隔缺损、动脉导管未闭等先天性心脏病引起的血液反流导致的容量负荷过重，以及高血压、主动脉瓣狭窄、肺动脉高压、肺动脉瓣狭窄等导致的压力负荷过重。以上两方面病因可单独存在，也可先后出现或同时存在。

心衰的治疗原则以改善血流动力学和拮抗神经内分泌改变的不利影响为主，同时针对病因治疗，防治诱发因素，减轻症状，提高活动耐力，改善生活质量；阻止或延缓心室重塑，防止心肌损害进一步加重，延缓病情进展，降低病死率。

良好的护理是治疗心力衰竭的重要环节，有助于减轻患者心脏负荷，缓解身心不适，获得有效的药物治疗效果，并可预防并发症，维持心脏代偿功能。

（一）护理评估

1. 健康史

（1）护理人员评估患者心脏病病史。

（2）护理人员评估可能诱发或加重心力衰竭的因素。①感染：以呼吸道感染最为常见，其次是感染性心内膜炎、全身感染等。感染可通过多种途径增加心脏负荷和（或）妨碍心肌的舒缩功能。②身心过劳：如过度劳累、情绪激动、精神过于紧张、妊娠和分娩等。③心律失常：特别是快速型心律失常，如心房颤动是器质性心脏病常见的心律失常，也是诱发心力衰竭最重要的因素。快速型心律失常因心率加快，心肌的耗氧量增加，舒张期缩短，心排血量减少，使冠状动脉供血不足而诱发心力衰竭。④血容量增加：如钠摄入过多，补液或输血速度过快、量过多等可使血容量增加。⑤其他：药物使用不当、环境与气候的突变、合并甲状腺功能亢进症、贫血、肺栓塞等。

2. 身体状况

（1）左心衰竭：主要表现为肺循环淤血和心排血量降低。

1）主要症状：①呼吸困难：劳力性呼吸困难是左心衰竭最早出现的症状，由于运动使回心血量增加，使左心房压力升高，导致肺淤血加重。该症状多发生于重体力活动时，休息后可缓解。随着病情进展，轻微体力活动时即可出现，甚至出现夜间阵发性呼吸困难，此为左心衰竭的典型表现。当心力衰竭进一步加重时，患者不能平卧，采用高枕卧位、半卧位甚至端坐位时可缓解呼吸困难。重者可出现急性肺水肿，表现为极度的呼吸困难。②咳嗽、咳痰：咳嗽、咳痰是肺泡和支气管黏膜淤血所致，常于夜间发生，坐位或立位时可减轻或消失。痰常呈白色泡沫状，偶见痰中带血丝，当肺淤血明显加重或有肺水肿时，咳粉红色泡沫痰。长期慢性肺淤血患者肺静脉压力升高，导致肺循环和支气管血液循环之间在支气管黏膜下形成侧支，血管一旦破裂，可引起咯血。③心排血量降低为主的症状：可有乏力、疲倦、头晕、嗜睡（或失眠）、心悸、发绀等，主要是由于心、脑、肾及骨骼肌等脏器组织血液灌注不足及代偿性心率加快所致。④少尿及肾功能损害：严重的左心衰竭会导致肾的血流量明显减少，故患者可出现少尿。长期慢性的肾血流量减少会导致血尿素氮、肌酐升高并出现肾功能不全的相应症状。

2）护理体检：可见皮肤黏膜苍白，呼吸加快，交替脉，血压一般正常，有时脉压减小。除了基础心脏病的体征外，多数患者有左心室增大，心率加快，心尖部第一心音减弱并可闻及舒张期奔马律，相对性二尖瓣关闭不全的杂音、肺动脉瓣区第二心音亢进等。两肺底可闻及湿啰音，有时伴哮鸣音。

（2）右心衰竭主要表现为体循环淤血。

1）主要症状：消化道症状是右心衰竭常见的症状，由于胃肠道及肝淤血所致，常见的症状有食欲不振、恶心、呕吐、腹痛、腹胀等。

2）护理体检：①颈静脉征：颈静脉充盈、怒张是右心衰竭的主要体征之一，而肝—颈静脉反流征阳性则更具有特征性。②肝大：肝脏因淤血而肿大，常伴有压痛，长期慢性右心衰导致的肝内淤血可导致心源性肝硬化。③水肿：轻者见于足踝、胫前部，常于晚间出现，休息后可消失，严重的可呈现全身性水肿，并伴有胸腔积液、腹腔积液。④心脏体征：除原有心脏病的相应体征外，右心室增大导致心浊音界向左侧扩大，胸骨左缘第3~4肋间可闻及舒张期奔马律，三尖瓣区可有收缩期吹风样杂音。

（3）全心衰竭时左、右心衰竭的临床表现可同时存在，或以某一侧心力衰竭表现为主。当左心衰竭导致右心衰竭时，右心排血量减少，因此呼吸困难等肺淤血症状反而有所减轻。

3. 心功能分级

心力衰竭的严重程度常采用美国纽约心脏病学会（New York heart association, NYHA）的心功能分级方法，根据患者自觉的活动能力将心功能划分为4级。①心功能Ⅰ级为患者患有心脏病但日常体力活动不受限制。一般活动不引起乏力、心悸、呼吸困难或心绞痛等心衰症状。②心功能Ⅱ级为心脏病患者体力活动轻度受限。休息时无自觉症状，日常活动可引起上述症状，休息后很快缓解。③心功能Ⅲ级为心脏病患者体力活动明显受限。低于日常活动即可出现上述症状，休息较长时间后症状方可缓解。④心功能Ⅳ级为心脏病患者不能从事任何活动。休息时也有心衰症状，稍有体力活动后症状即加重。

美国心脏病学会及美国心脏协会于2001年提出将心力衰竭分为两个阶段和4个等级。另外，6分钟步行试验是一项简单易行、安全、方便的试验，用于评定慢性心力衰竭患者的运动耐力。该法要求患者在平直走廊里尽可能快地行走，测定其6分钟的步行距离，若6分钟步行距离<150 m，表明为重度心功能不全；150~425 m为中度心功能不全；426~550 m为轻度心功能不全。本试验除用以评价心脏的储备功能外，还常用以评价心力衰竭治疗的疗效。

4. 心理-社会状况

患者长期遭受疾病的折磨和心力衰竭的反复发作，其体力活动也受到限制，甚至不能从事任何体力活动，生活上需他人照顾，长期以往会产生焦虑、抑郁等情绪。家属和照顾者也可因长期照顾患者而感到疲劳，有时会忽视患者的病情，常使患者陷于焦虑、内疚、绝望甚至对死亡的恐惧之中。

（二）常见护理诊断/问题

1. 活动无耐力

与心排血量下降有关。

2. 心排血量减少

与心肌收缩力下降、心脏负荷加重有关。

3. 气体交换受损

与左心衰竭致肺循环淤血有关。

4. 体液过多

与右心衰竭致体循环淤血、水钠潴留有关。

5. 有感染的危险

与肺淤血有关。

6. 潜在并发症

洋地黄中毒。

（三）护理目标

1. 患者能说出限制最大活动量的指征，遵循活动计划，自诉活动耐力增加。

2. 患者循环血量增加，组织灌注改善。

3. 患者呼吸困难明显改善，血气指标维持在正常范围。

4. 患者水肿、腹腔积液症状减轻或消失，尿量趋于正常。

5. 患者无感染发生。

6. 患者未发生洋地黄中毒。

（四）护理目标与措施

1. 减轻心脏负荷，增加心排血量

（1）适当安排休息与活动：护士需要了解患者目前的心功能状态和日常活动量。向患者解释休息是心力衰竭的一种基本治疗，包括体力休息和精神休息。休息可使心脏负荷减轻，有利于心功能的恢复。根据患者心功能状态决定其活动量，与患者及其家属一起制订活动计划。①心功能Ⅰ级：不限制其一般的体力活动，但要避免剧烈运动和重体力劳动。嘱患者应动静结合，循序渐进地增加活动量。告知患者若活动中有呼吸困难、胸痛、心悸、疲劳等不适感受时应停止活动，并以此作为限制最大活动量的指征。②心功能Ⅱ级：体力活动应适当限制，嘱其增加午睡时间，强调下午多休息，可做轻体力工作和家务劳动。③心功能Ⅲ级：一般的体力活动应严格限制，保证每日休息时间要充分，增加卧床休息的时间，日常生活可以自理或在他人协助下自理。④心功能Ⅳ级：绝对卧床休息，生活由他人照顾。对卧床休息的患者需加强床边护理，照顾患者日常生活。待患者病情好转后，护士鼓励其不要延长卧床时间，应尽早地做适量的活动，以避免长期卧床导致下肢静脉血栓形成，避免肺栓塞、便秘、虚弱、体位性低血压的发生。

（2）饮食护理：护士嘱患者进食低热量、低盐、产气少且含维生素丰富的易消化食物。低热量饮食可以降低患者基础代谢率，减轻其心脏负荷，但持续时间不宜过长。避免产气食物，以免加重呼吸困难。低盐饮食对于减轻患者的水钠潴留很重要。一般建议轻、中、重度心力衰竭患者每日摄入钠盐量分别限制在 2 g（相当于氯化钠 5 g）、1 g（相当于氯化钠 2.5 g）、0.4 g（相当于氯化钠 1.0 g），服用利尿药者可适当放宽对钠盐的限制。告知患者及其家属低盐饮食的重要性并督促其执行。限制含钠量高的食物，如发酵面食、腌制品、海产品、罐头、味精、啤酒、碳酸饮料等，可用糖、醋、蒜调味以增进患者食欲。另外，需要根据血钾水平调整食物中钾含量。

（3）保持大便通畅：患者因进食少、肠道淤血、长期卧床及焦虑等情况使肠蠕动减慢，发生排便方式改变，出现便秘。若患者用力排便会增加心脏负荷，所以应保持大便通畅。饮食需要选择含粗纤维丰富的食物，适量饮用蜂蜜水，进行腹部按摩，必要时给予缓泻剂或开塞露。

（4）用药护理：按医嘱使用强心、利尿及血管扩张药，同时观察疗效及不良反应。

（5）加强心理护理，减轻患者的焦虑：因为焦虑可使心率、周围血管阻力和血液黏稠度增加，所以应缓解患者精神紧张的状态。减轻焦虑、稳定情绪还能防止心律失常发生。对于精神高度紧张、焦虑且精神不易放松的患者而言，除了借助小剂量镇静剂缓解症状外，更需要的是医护人员给予的心理支持。护士应该以认真、负责的工作态度，处处为患者着想，为患者提供积极的心理支持，帮助患者调适心理压力，消除其负性情绪。

2. 缓解呼吸困难

（1）遵医嘱给予患者氧气吸入，根据缺氧的轻重程度调节氧流量，一般为2~4 L/min。

（2）患者取半卧位或端坐位，使膈肌下移，以利于呼吸。在病情许可的情况下鼓励患者多翻身、咳嗽，尽量做缓慢深呼吸。

（3）护士应控制输液量和速度，并嘱咐患者及其家属切忌随意调快滴速，诱发急性肺水肿。

（4）鼓励患者在心功能改善后尽早活动，以增加肺活量。

3. 预防感染

注意保暖，避免着凉，保持呼吸道通畅，预防呼吸道感染。

4. 用药的护理

（1）洋地黄类药物。常用药物有地高辛、毛花苷C（西地兰）、毒毛花苷K，因洋地黄的治疗量和中毒量接近，故使用时应注意。另外，低钾血症（由呕吐、腹泻及使用利尿药等引起）、严重的肝肾疾病、原发性心肌疾病、甲状腺功能减退、低镁血症及高钙血症等均会改变心脏对药物的敏感性，易引起洋地黄中毒。

护理人员应注意观察洋地黄中毒的表现。洋地黄中毒时，心血管系统可出现室性期前收缩（呈二联律或三联律）、心房颤动、房室传导阻滞等各种类型的心律失常，快速型心律失常伴有传导阻滞是洋地黄中毒的特征性表现。胃肠道反应如食欲不振、恶心、呕吐、腹痛、腹泻等常是洋地黄中毒的首发症状。神经系统中体现为头痛、头晕、嗜睡、抑郁、对刺激过敏、疲乏无力、视物模糊、黄视、绿视等。但是胃肠道反应和神经系统症状在维持量法给药时已少见。

洋地黄中毒的处理方式如下。立即停用洋地黄；低血钾者应补充钾盐，可口服或静脉补钾，同时停用排钾利尿药；纠正心律失常，如患者是属于血钾不低的快速性心律失常，首选利多卡因或苯妥英钠，一般禁用电复律，因易致心室颤动；有传导阻滞及缓慢性心律失常者可用阿托品静脉注射或安装临时心脏起搏器。

洋地黄中毒的预防措施如下。患者服药前，应听1分钟心率。指导患者在服用地高辛前听心率、测脉搏，当脉搏<60次/分或节律不规则时应暂停服药并及时通知医生。严格按医嘱给药。注意洋地黄不能与奎尼丁、普罗帕酮、维拉帕米、钙剂、胺碘酮等药物合用，以免增加药物毒性。必要时监测血清地高辛浓度。用毛花苷C或毒花毛苷K时务必稀释后缓慢（10~15分钟）静脉注射，并同时监测心率、心律的变化。

（2）利尿药。①排钾利尿药。如氢氯噻嗪、呋塞米等。主要的不良反应是低钾血症，严重者伴碱中毒，从而诱发心律失常或洋地黄中毒，故应监测血钾。医护人员注意患者有无腹胀、肠鸣音减弱、乏力等低钾血症的症状，服用排钾利尿药时应多补充含钾丰富的食物，如瓜果、红枣、蘑菇、深色蔬菜等，必要时遵医嘱补充钾盐。口服补钾药物宜在饭后服用或与果汁同饮，以减轻胃肠道不适，其他不良反应还有呕吐、腹泻、高血糖等。②保钾利尿药。如螺内酯、氨基蝶啶等。不良反应有胃肠道反应、乏力、皮疹、嗜睡，长期用药可产生高钾血症，尤其是伴随肾功能减退、少尿或无尿者应慎用。另外，一般情况下，应用利尿药的时间宜选择在早晨或日间，以免夜间排尿过频而影响患者的休息。

（3）血管扩张药。①扩张动脉的药物：如酚妥拉明可致恶心、呕吐、腹痛、狼疮样综合征等。②扩张静脉的药物：如硝酸酯类可致头痛、面红、心动过速、血压下降等不良反应。③扩张动、静脉的药物：如血管紧张素转换酶抑制药——卡托普利，该药物最常见的不良反应为干咳，停药后即可消失，其他不良反应有体位性低血压、皮炎、蛋白尿、咳嗽、间质性肺炎、高钾血症等。高钾血症、妊娠、肾动脉狭窄患者禁用。

血管扩张药均易引起血压下降甚至休克，在应用时需密切观察血压和心率，尤其静脉给药时需注意滴速和调整剂量，使血压维持在安全范围，以免发生低血压。

5. 健康指导

（1）护士指导患者积极治疗原发病，维护心脏功能。

（2）嘱患者饮食宜清淡、低盐、易消化、富营养、含适量纤维素，每餐不宜过饱，多食蔬菜、水果，防止便秘。戒烟、酒。

（3）嘱患者合理安排活动与休息，避免劳累，活动量要适宜，以不出现心悸、气急为原则。睡眠要充足。建议患者进行散步、打太极拳等运动。适当活动有利于提高心脏储备力和活动耐力，以改善心功能状态和生活质量。

（4）嘱患者避免诱发因素，如感染（尤其是呼吸道感染）、过度劳累、情绪激动、摄入过多钠盐等，育龄期妇女应注意避孕。

（5）嘱患者严格遵医嘱服药，强调不能随意增减或撤换药物。服洋地黄类药物的患者应会识别中毒反应并及时就诊；使用血管扩张药的患者在改变体位时动作不宜过快，以防止发生直立性低血压。

（6）嘱患者定期门诊随访，防止病情发展。

二、急性心力衰竭

急性心力衰竭是指心衰的症状和体征急性发作或急性加重的一种临床综合征。临床上最常见的是急性左心衰竭，多表现为急性肺水肿或心源性休克，患者常突发呼吸窘迫，端坐呼吸，咳白色或粉红色泡沫样痰，极度烦躁、发绀等。

急性左心衰竭常见的病因包括：与冠心病有关的急性心肌梗死、乳头肌梗死断裂、室间隔破裂穿孔等，感染性心内膜炎引起的瓣膜穿孔、腱索断裂所致的急性心脏瓣膜性反流；严重心律失常（尤其是快速性心律失常）、输液过多、过快等。急性心力衰竭主要抢救措施为使用快速利尿药、血管扩张药和正性肌力药物进行治疗。

（一）护理评估

1. 健康史

护士询问患者既往的心脏病病史，评估引起急性心力衰竭的诱发因素，如有无急性弥漫性心肌损害、急性心肌排血受阻或舒张受限、严重的心律失常等。

2. 身体状况

（1）主要症状：急性左心衰竭的患者病情发展常极为迅速且十分危重。临床表现为突发地严重呼吸困难，呼吸频率常达 30~40 次/分，强迫坐位，面色青灰、口唇发绀、大汗淋漓、皮肤湿冷、频繁咳嗽，咳大量粉红色泡沫样痰。严重者可因脑缺血而导致意识模糊。

（2）护理体检：心率增快，心尖部可闻及舒张期奔马律，两肺满布湿啰音和哮鸣音，动脉压早期可升高，随后下降，严重者可出现心源性休克。

3. 心理-社会状况

患者因病情突然加重，咳喘且有窒息感，易产生濒死、恐惧心理，极度烦躁。病情变化突然，家属心理极度紧张和恐惧，使患者更加恐慌。

（二）常见护理诊断/问题

1. 气体交换受损

与急性肺水肿有关。

2. 恐惧

与突发病情加重而担心疾病的预后有关。

（三）护理目标

减轻患者呼吸困难和缺氧状况。舒缓患者的情绪。

（四）护理措施

1. 减轻呼吸困难，改善缺氧状况

（1）护士协助患者立即取坐位，双腿下垂，以减少回心血量、减轻肺水肿。

（2）护士在护理患者过程中保证患者呼吸道通畅，遵医嘱给予患者 6~8 L/min 高流量吸氧，并通过 30%~50% 的乙醇湿化，以降低肺泡内泡沫的表面张力，使泡沫消散，增加气体交换面积。对于病情特别严重者，应给予面罩用麻醉机加压给氧，使肺泡内压在吸气时增加，一方面可以使气体交换加强，另一方面可以对抗组织液向肺泡内渗透。

（3）迅速建立静脉通道，遵医嘱正确使用药物，观察药物不良反应。①吗啡 3~5 mg 稀释后静脉注射，3 分钟内推完，必要时每间隔 15 分钟重复 1 次，共 2~3 次。因吗啡可使患者镇静，减少躁动，还可以扩张小血管，从而减轻心脏的负荷。在使用过程中注意有无呼吸抑制、心动过缓等不良反应。呼吸衰竭、昏迷、严重休克者禁用。②使用快速利尿药，呋塞米 20~40 mg 静脉注射，

SHIYONG NEIKE HULI SHOUCE

实用内科护理手册

沙蕊 吕明欣 李莎 孙凤 主编

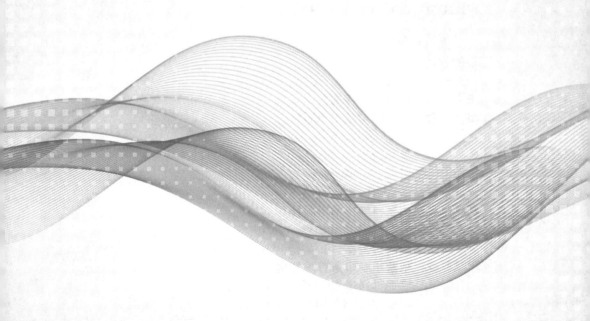

山东科学技术出版社
·济南·

图书在版编目（CIP）数据

实用内科护理手册 / 沙蕊等主编. -- 济南：山东
科学技术出版社，2024. 8. -- ISBN 978-7-5723-2112-2

Ⅰ. R473.5-62

中国国家版本馆 CIP 数据核字第 2024AJ5301 号

实用内科护理手册

SHIYONG NEIKE HULI SHOUCE

责任编辑：崔丽君　李志文

装帧设计：侯　宇

主管单位：山东出版传媒股份有限公司

出 版 者：山东科学技术出版社

　　　　　地址：济南市市中区舜耕路 517 号

　　　　　邮编：250003　电话：（0531）82098088

　　　　　网址：www.lkj.com.cn

　　　　　电子邮件：sdkj@sdcbcm.com

发 行 者：山东科学技术出版社

　　　　　地址：济南市市中区舜耕路 517 号

　　　　　邮编：250003　电话：（0531）82098067

印 刷 者：东营华泰印务有限公司

　　　　　地址：山东省东营市华泰工业园

　　　　　邮编：257335　电话：（0546）6441693

规格：16 开（170 mm × 240 mm）

印张：11.5　字数：60 千　印数：1~2000

版次：2024 年 8 月第 1 版　印次：2024 年 8 月第 1 次印刷

定价：68.00 元

编者名单

主　编　沙　蕊　山东中医药大学附属医院
　　　　吕明欣　山东中医药大学附属医院
　　　　李　莎　山东中医药大学附属医院
　　　　孙　凤　山东中医药大学附属医院
副主编　崔　玥　山东中医药大学附属医院
　　　　仲　纯　山东中医药大学附属医院
　　　　刘晓菲　山东中医药大学附属医院
　　　　袁　芳　山东第一医科大学附属肿瘤医院
　　　　杨　荣　山东第一医科大学附属肿瘤医院
　　　　韩珊珊　山东中医药大学附属医院
　　　　张红梅　山东中医药大学附属医院
　　　　冯　筠　山东第一医科大学附属内分泌与代谢病医院
编　委　胡民英　山东中医药大学附属医院
　　　　陈莹莹　山东中医药大学附属医院
　　　　纪立霞　山东中医药大学附属医院
　　　　杨　雪　山东中医药大学附属医院
　　　　宋亚如　山东中医药大学附属医院
　　　　夏安冉　山东中医药大学附属医院
　　　　国　晓　山东中医药大学附属医院
　　　　王云柯　山东中医药大学附属医院
　　　　白娘秀　山东中医药大学附属医院

前　言

　　护理，作为医学领域不可或缺的一部分，自古以来便承载着关爱生命、呵护健康的崇高使命。在现代医学快速发展的今天，护理工作的范围和内容正在不断地拓展和深化。尤其是在内科护理领域，由于内科疾病更为多样和复杂，因此从事内科护理的工作者应掌握更多的知识和技能。为了满足广大护理人员对内科疾病护理知识的迫切需求，我们经过深入研究、广泛搜集资料并多次在临床实践中进行验证，精心编写了这本《实用内科护理手册》。

　　本书系统梳理了内科护理的基本理论、基本知识和基本技能，深入剖析了内科常见疾病的病理生理机制，详细阐述了内科疾病的护理评估方法、护理诊断及护理措施。通过对本书的学习，读者可以全面、深入地了解内科疾病的护理基础知识，掌握内科护理的全新理念和技能。

　　在内容上，本书分为六章，分别介绍了呼吸内科、心内科、消化内科、泌尿内科、血液内科、内分泌科常见疾病的护理知识。每一章节都紧扣临床实际，从疾病的病理生理基础出发，详细阐述了疾病的临床表现、诊断方法、治疗原则及护理措施。同时，本书还注重理论与实践相结合，通过分享大量的护理经验，使读者能够更好地理解和掌握内科疾病的护理知识。

　　在编写过程中，我们力求做到内容全面、系统、实用，同时注重知识的更新和拓展。我们广泛搜集了国内外研究成果和临床报道，并结合多年临床实践经验和教学体会，对内科护理知识进行了深入剖析和阐述。然而，由于编者水平有限，加之时间仓促，书中难免存在疏漏和不足之处。因此，我们恳请广大读者在阅读本书的过程中能够提出宝贵的意见和建议，帮助我们不断地完善和改进。

我们希望本书能够成为广大护理人员学习内科临床护理知识的重要参考书之一，为临床护理工作提供有力的支持和指导。我们相信，在广大读者的共同努力下，内科护理事业必将迎来更加美好的明天。再次感谢广大读者对本书的关注和支持，您们的反馈和建议将是我们不断进步的动力。

编　者
2024 年 2 月

目 录

第一章 呼吸内科疾病的护理

第一节 儿童急性呼吸道感染

呼吸道疾病是导致 15 岁以下儿童住院治疗的最常见原因。引起呼吸道疾病的因素是多方面的，如呼吸道解剖结构异常或气体交换发生改变等。儿童呼吸系统疾病的评估包括既往病史、身体评估、实验室检查和影像学检查。既往病史包括既往呼吸系统疾病的症状、是否有慢性疾病、疾病发作时段、疾病是否与进食及活动有关等，身体评估包括气促、咳嗽、发绀、肋骨凹陷、烦躁等症状及异常呼吸音等。本节主要介绍急性上呼吸道感染、急性支气管炎患儿的护理。

一、儿童呼吸系统解剖生理特点和免疫特点

（一）解剖生理特点

儿童呼吸系统的解剖生理特点与儿童时期易患呼吸系统疾病密切相关。呼吸系统以环状软骨下缘为界，分为上呼吸道（包括鼻、鼻窦、咽、喉）及下呼吸道（包括气管、支气管及其各级分支）。

1. 呼吸频率和节律

儿童代谢旺盛，需氧量高。但因其呼吸系统发育不完善，呼吸运动较弱，机体为适应代谢的需要，必须以增加呼吸频率作为补偿，故儿童年龄越小，呼吸频率越高（表1-1）。婴幼儿由于呼吸中枢发育未完全成熟，迷走神经兴奋性强，可出现深、浅呼吸交替，或呼吸节律不齐，尤其以新生儿最为明显。

表 1-1　各年龄儿童呼吸、脉搏频率及呼吸脉搏比

年龄	呼吸频率（次/分）	脉搏频率（次/分）	呼吸：脉搏
≤28 天	40~45	120~140	1：3
>28 天且≤1 岁	30~40	110~130	1：（3~4）
>1 岁且≤3 岁	25~30	100~120	1：（3~4）
>3 岁且≤7 岁	20~25	80~100	1：4
>7 岁且≤14 岁	18~20	70~90	1：4

2. 呼吸类型

呼吸类型随年龄增长而变化。婴幼儿时期呼吸肌发育不完全，呼吸时胸廓活动范围小，主要靠膈肌上下运动，故多呈腹膈式呼吸，吸气时膈肌下降，以利于肺膨胀。随着年龄增长，逐渐变为胸腹式呼吸。7 岁以后，胸腹式呼吸占大多数。

3. 呼吸功能的特点

儿童肺活量、潮气量、气体弥散量均较成人小，而气道阻力较成人大。因此，儿童各项呼吸功能适应额外负担的储备能力均较低。当儿童患呼吸道疾病时，其缺氧代偿呼吸量仅增加 2.5 倍左右，故易发生呼吸衰竭。

4. 血气分析

婴幼儿的肺活量不易检查，但可以通过血气分析了解血氧饱和度（oxygen saturation，SaO_2）水平及血液酸碱平衡状态。当动脉血氧分压（arterial partial pressure of oxygen，PaO_2）≤50 mmHg（6.67 kPa），动脉血二氧化碳分压（arterial partial pressure of carbon dioxide，$PaCO_2$）≥50 mmHg（6.67 kPa），SaO_2<85%时为呼吸衰竭。

（二）免疫特点

儿童呼吸道的非特异性免疫和特异性免疫功能均较差。婴儿鼻前庭无鼻毛，气管黏膜纤毛运动差，咳嗽反射及呼吸道平滑肌收缩功能差，难以有效地阻止或清除进入呼吸道的尘埃及微生物；婴幼儿呼吸道黏膜缺乏分泌型免疫球蛋白 A（secretory immunoglobulin A，sIgA），肺泡巨噬细胞功能不足，溶菌酶、乳铁蛋白、干扰素及蛋白酶抑制剂含量低且活性不足，故容易发生呼吸系统感染。

二、急性上呼吸道感染患儿的护理

急性上呼吸道感染，简称上感，又称"感冒"，是儿童常见疾病，是病原体侵犯上呼吸道后出现的急性炎症的统称，包括急性鼻咽炎、急性咽炎、急性扁桃体炎、急性喉炎等，本病全年均可发生，以冬、春季为多，可散发或流行。

本病多由病毒引起，主要有呼吸道合胞病毒、流感病毒、冠状病毒、副流感病毒、腺病毒、鼻病毒、埃可病毒等。本病也可由细菌引起，细菌可直接感染或继发于病毒感染之后，最常见的致病细菌为溶血性链球菌，其次为肺炎链球菌、流感嗜血杆菌等。近年来肺炎支原体也较多见。

本病常见诱发因素如下：①防御功能降低，如营养不良、贫血、先天性心脏病等，容易导致反复感染，使病程迁延；②环境因素，如居室拥挤、寒冷潮湿、通风不良、空气污染、儿童被动吸烟；③护理不当致儿童受寒。

本病的治疗以支持疗法及对症治疗为主，嘱患儿注意休息、多饮水，注意呼吸道隔离，预防并发症。抗病毒药物常用利巴韦林，中药治疗效果也较好。病情较重、有继发细菌感染者可选用抗生素治疗，确定为链球菌感染者应遵医嘱使用青霉素治疗 7~10 日。

（一）护理评估

1. 健康史

评估患儿有无发病的诱因，询问其起病前有无受凉、淋雨或接触过上呼吸道感染患者，以及评估患儿的体质、发热程度、伴随症状、用药史等。

2. 身体评估

由于患儿年龄、病原体、机体抵抗力及病变部位不同，其病情的缓急、轻重程度也不同。一般婴幼儿症状较重，以全身症状为主，年长儿症状较轻，以呼吸系统局部症状为主。

（1）一般类型的急性上呼吸道感染：①呼吸道局部表现主要为鼻塞、流涕、打喷嚏、咽部不适、咽痛、干咳等，体检可见咽部充血、扁桃体红肿、颌下淋巴结肿大、有压痛；②全身表现为常突然起病，高热，可伴呕吐、腹泻、烦躁、哭闹，甚至出现热性惊厥。

婴幼儿上呼吸道感染多有发热，可造成神经细胞过度兴奋，出现功能紊乱而发生惊厥。惊厥发作特点包括：6 个月至 4 岁的儿童多见，6 岁以后少见；

患儿体质较好；多发生在发病初期体温骤升时；发作呈全身性，持续时间短，意识恢复快，无神经系统异常体征；一般预后好；既往有热性惊厥史。

对于一般类型的急性上呼吸道感染，年长儿常表现为畏寒、头痛、食欲差、乏力、关节疼痛等，部分患儿可出现阵发性腹痛，有些肠道病毒感染的患儿可见各种皮疹。本病病程一般为 3~5 日，若体温持续不退或病情加重，应考虑可能发生了并发症。

（2）特殊类型的急性上呼吸道感染：①疱疹性咽峡炎，由柯萨奇 A 组病毒感染所致，好发于夏、秋季。起病急，表现为高热、咽痛、流涎、厌食等，体检可见咽部充血，在咽腭弓、软腭、悬雍垂的黏膜上可见数个至数十个直径为 2~4 mm 的灰白色疱疹，周围有红晕，1~2 日后疱疹破溃形成小溃疡，病程 3~6 日。②咽结合膜热，由腺病毒感染所致，好发于春、夏季，多以发热、咽炎、结膜炎为特征。临床症状为发热，多呈高热，有咽痛、眼部刺痛；颈部、耳后淋巴结肿大，可伴消化道症状。病程 1~2 周。

（3）常见并发症：细菌感染常向邻近器官及下呼吸道蔓延，可引起中耳炎、结膜炎、咽后壁脓肿、颈淋巴结炎、支气管炎及肺炎等，以婴幼儿多见。年长儿链球菌感染后可引起急性肾炎、风湿热等，病毒感染可引起病毒性心肌炎、脑炎等。

（二）常见护理诊断/问题

潜在并发症：惊厥。与急性上呼吸道感染造成体温调节紊乱有关。

（三）护理措施

1. 维持正常体温

高热患儿应卧床休息，护理人员和照顾者应密切观察患儿体温、心率、呼吸的变化，给予高热量、高维生素、易消化的流质或半流质饮食，鼓励患儿多饮水。患儿盖被不宜过厚，要松解衣服或襁褓，以利于散热。患儿体温超过 38.5 ℃时应酌情给予物理降温，如头部冷敷、枕冰袋或在颈部及腹股沟处放置冰袋，或者进行温水浴、用冷盐水灌肠等。必要时按医嘱给予退热药。每 4 小时测患儿体温 1 次，物理降温后 30 分钟应复测体温，并记录于体温单上，体温骤升或骤降时要随时测量并记录。医护人员及照顾者应及时更换患儿汗湿的衣服，避免再次着凉，保持皮肤清洁。按医嘱给予抗生素。

2. 密切观察病情，惊厥发作时及时采取措施

注意观察患儿有无惊厥先兆，尤其是有热性惊厥史的患儿。当患儿出现兴奋、烦躁、惊跳等惊厥先兆时，应立即通知医生并就地处理。置患儿于仰卧位，头偏向一侧，以免因患儿意识丧失导致舌后坠而出现呼吸梗阻或误吸。松解衣扣，以防衣服对颈、胸部的束缚影响呼吸，给予水沟、合谷穴强刺激，发绀者给予氧气吸入。及时移开周围可能伤害患儿的物品、家具等。若在有栏杆的儿童床上发作时，应在栏杆处放置棉垫，防止患儿抽搐时碰在栏杆上。切勿用力强行牵拉或按压患儿肢体，以免发生骨折或脱臼；已出牙的患儿应将适当厚度的布类或用纱布包裹压舌板放在上、下牙之间（切勿强行扳开），以免抽搐发作时咬伤舌头。观察并记录患儿抽搐的模式。同时采取有效的降温措施，降低过高的体温，防止体温复升；注意患儿口腔黏膜及皮肤有无皮疹，注意咳嗽的性质及有无神经系统症状等，以便能早期发现传染病。

3. 健康指导

急性上呼吸道感染患儿大多无须住院，教会患儿及其家长做好家庭护理是健康指导的重要内容。

（1）保持室内安静、空气新鲜，每日通风 1~2 次，每次 15~30 分钟，应避免让冷风直接吹到患儿躯体，防止患儿病情加重；室温保持在 18~20℃，湿度 50%~60%，以湿化气道、促进呼吸道分泌物排出；定期进行空气消毒。

（2）给予易消化、富含维生素和高营养的流质或半流质的清淡饮食，需少食多餐，多食新鲜蔬菜及水果，多喂温开水，保证患儿摄入充足水分，以加快排泄毒素和调节体温。咽痛者不宜进食过烫、辛辣食物，并可用温淡盐水或复方硼砂溶液漱口，或口含咽喉片，年长儿可用咽喉喷雾剂等。喂哺时遇到患儿咳嗽或呕吐时应暂停喂哺，将患儿头偏向一侧，以防窒息或吸入性肺炎。若鼻塞严重，妨碍吮乳和睡眠者，可在喂哺前 15 分钟及患儿临睡前适当用 0.5% 麻黄碱溶液滴鼻，每次 1~2 滴，每日 2~3 次，可使鼻腔黏膜血管收缩，鼻腔通畅，但不能用药过频，以免产生依赖或出现不良反应，如心悸等。

（3）护理人员向家长介绍上呼吸道感染的护理要点，并教会家长相应的应对技巧。①教会家长清除鼻腔分泌物的方法，家长发现分泌物量多时，患儿取头侧位，以保持一侧鼻腔通畅；当分泌物结痂时，可用棉签蘸生理盐水或冷开水，轻轻将结痂拭去，并用少许油类（凡士林等）涂抹鼻翼周围的皮肤，以减轻皮肤疼痛。②指导防治中耳炎的方法，如不要捏住患儿双侧鼻孔用力擤鼻

涕，以免鼻咽腔压力增加，使炎症经咽鼓管进入中耳而引起中耳炎；若已发生中耳炎，且外耳道有分泌物时，可用3%过氧化氢溶液清洗，然后用生理盐水和干棉签转擦干净，再滴入抗生素药液，每日2~3次，直至症状消失。③向家长介绍并发症的早期表现，若患儿出现哭闹不安、用手抓耳、有浆液或脓液流出时常提示并发中耳炎；若患儿颈部淋巴结红肿、有触痛，提示并发颈淋巴结炎等，应及时就医。

（4）做好预防宣教，强调增强儿童抵抗力是预防急性上呼吸道感染的关键。①婴儿期提倡母乳喂养，加强营养，平时加强体格锻炼，提高儿童对气候骤变的适应能力。②居室要清洁，空气应保持新鲜，气温骤变时注意随时增减衣物，避免受凉。③在急性上呼吸道感染的高发季节，儿童应避免去人多的公共场所，有流行趋势时，可用食醋熏蒸法进行居室空气消毒（即用食醋2~10 mL/m³加1~2倍的水，加热熏蒸到全部汽化），或遵医嘱给易感儿服用板蓝根、金银花或连翘等中药汤剂进行预防。④积极防治营养不良等疾病，必要时可遵医嘱服用左旋咪唑等增强免疫功能的药物。

三、急性支气管炎患儿的护理

急性支气管炎是由病毒、细菌等病原体侵犯支气管黏膜引起的急性炎症。本病在婴幼儿中发病率较高，常继发于上呼吸道感染，也可以是麻疹、百日咳等急性传染病的一种临床表现。

凡能引起上呼吸道感染的病毒和细菌皆可导致本病，本病多数是在病毒感染的基础上继发细菌感染，故常是病毒与细菌的混合感染。具有特异性体质、免疫功能失调、营养缺乏病等的患儿易反复发作。

治疗方法如下。①控制感染：细菌感染时遵医嘱使用抗生素，如青霉素等。②对症治疗：咳嗽重而痰液黏稠者可遵医嘱用化痰药，如10%氯化铵糖浆等。止喘遵医嘱用氨茶碱，每次按患儿体重2~4 mg/kg，每6小时1次；喘息严重时可遵医嘱加糖皮质激素吸入或口服。

（一）护理评估

1. 健康史

评估患儿的年龄、发育情况、就医原因、发病时间、精神状态、有无湿疹、过敏史。询问本次发病前有无上呼吸道感染史及本次病程中是否发生过喘息，有无呼吸道传染病接触史及发病后的用药情况等。

2. 身体评估

（1）急性气管、支气管炎：本病发病可急可缓，大多数患儿先有上呼吸道感染症状，以咳嗽为主，起初为刺激性干咳，后因分泌物增多呈阵发性湿咳。常伴发热、疲乏、食欲不振、睡眠不安、呕吐、腹泻等。肺部呼吸音粗糙，可闻及干、湿啰音，啰音常在体位改变或咳嗽后随分泌物排出而变化或消失。

（2）喘息性支气管炎：喘息性支气管炎又称哮喘性支气管炎，是以反复发作的咳嗽、呼气性喘息和肺部有较多喘鸣音为特征的一种疾病。主要特点如下：①多见于 3 岁以下有湿疹或其他过敏史的患儿；②常继发于急性上呼吸道感染之后，咳嗽频繁，有呼气性呼吸困难伴喘息，夜间或清晨较重，或在哭闹、活动后加重，肺部叩诊呈过清音，两肺可闻及呼气性喘鸣音及少量粗湿啰音；③有反复发作倾向，但大多数患儿预后良好，随着年龄增长，复发次数减少，于 4~5 岁前痊愈，约 40% 可发展为支气管哮喘；④血嗜酸性粒细胞与血清特异性免疫球蛋白 E（immunoglobulin E，IgE）可升高。

（二）护理措施

1. 保持呼吸道通畅

（1）保持室内安静、空气新鲜，每日通风 1~2 次，每次 15~30 分钟，室温保持在 18~20℃，湿度 50%~60%，以湿化气道、促进呼吸道分泌物排出；定期对室内空气进行消毒。

（2）置患儿于有利呼吸的舒适体位，如抬高床头、呈半坐卧位；注意保持患儿安静，尽量避免哭闹，以减少氧的消耗。

（3）对于有哮喘性支气管炎的患儿，注意观察其有无缺氧症状，必要时给予氧气吸入，定时做雾化吸入。

（4）减轻腹胀。腹胀可使膈肌位置抬高，使肺的扩张受限而影响呼吸，因此常通过抬高床头或肛管排气的方式来减轻腹胀。

（5）按医嘱给予抗生素、化痰止咳药、止喘剂，密切观察患儿用药后的反应。静脉滴注氨茶碱时，速度不宜过快，并密切观察患儿有无心悸、烦躁、惊厥等。

（6）密切观察患儿的生命体征及精神、神态、面色、缺氧等情况，观察患儿咳嗽、咳喘的性质，密切监测患儿痰液的颜色、量、气味等。

2. 维持正常体温

积极采取降温措施以维持和恢复正常体温。

3. 健康指导

（1）保证充足的水分及营养供给，选择高蛋白、高热量、高维生素的清淡的流质或半流质饮食，少食多餐；年长儿应在晨起、餐后、睡前漱口，以保持口腔清洁，婴幼儿可在进食后喂适量温开水，以清洁口腔；喂哺时应耐心和细心，防止呛咳引起窒息。

（2）向患儿及其家长介绍本病的病因、主要表现及治疗要点，帮助家长分析患儿的患病原因。告知患儿及家长本病易反复发作，强调预防的重要性，让患儿及家长了解增强机体抵抗力的方法，如指导患儿及家长适当开展户外活动，进行体格锻炼，增强机体对气温变化的适应能力。根据气温变化增减衣物，避免受凉或过热等。告知患儿及家长在呼吸道疾病流行期间避免到人多、拥挤的公共场所，以免交互感染。积极防治营养不良、贫血和各种传染病，按时预防接种。

第二节　慢性阻塞性肺疾病

慢性阻塞性肺疾病（chronic obstructive pulmonary disease，COPD），简称慢阻肺，是一种以气流受限为特征的肺部疾病，气流受限不完全可逆，呈进行性发展。

COPD 是呼吸系统的常见病和多发病，患病率和病死率高。近年对我国 7 个地区 20 245 名成人的调查显示，40 岁以上人群 COPD 患病率为 8.2%。患病后患者的肺功能呈进行性减退，严重影响了劳动力和生活质量。

一、病因与发病机制

COPD 的病因尚不清楚，目前认为 COPD 与气道、肺实质和肺血管的慢性炎症密切相关。

（一）吸烟

吸烟者慢性支气管炎的患病率比不吸烟者高 2~8 倍，烟龄越长，吸烟量越大，COPD 患病率越高。烟草中的尼古丁、焦油、氢氰酸等化学物质可损伤气道上皮细胞，使巨噬细胞的吞噬功能降低，纤毛运动减退，黏液分泌增加，气道净化能力减弱，从而引起感染。慢性炎症和吸烟刺激可使支气管平滑肌收缩，气流受限，还可使氧自由基增多，诱导中性粒细胞释放蛋白酶，抑制抗蛋白酶系统，使肺弹力纤维受到破坏，诱发肺气肿。

（二）职业性粉尘和化学物质

高浓度或长时间吸入如烟雾、工业废气、变应原等，均可导致 COPD。

（三）空气污染

大气中的有害气体，如 SO_2、NO_2、Cl_2 可损伤气道黏膜，使纤毛清除功能下降，黏液分泌增多，诱发细菌感染。

（四）感染

病毒和细菌感染是 COPD 发生和急性加重的重要因素，长期、反复感染可破坏气道黏膜正常的防御功能，损伤细支气管和肺泡，导致 COPD。

（五）蛋白酶与抗蛋白酶平衡失衡

蛋白酶对组织有损伤和破坏作用，抗蛋白酶对弹性蛋白酶等多种蛋白酶有抑制作用，蛋白酶增多或抗蛋白酶不足均能导致组织结构破坏，产生肺气肿。

（六）氧化应激

氧化物可直接作用于机体并破坏蛋白质、脂质、核酸等生物大分子，导致细胞功能衰竭或死亡，也可引起蛋白酶与抗蛋白酶平衡失衡，促进炎症反应。

（七）炎症机制

COPD 的特征性改变是气道、肺实质、肺血管的慢性炎症。中性粒细胞的活化和聚集是重要环节，该环节通过释放中性粒细胞的多种蛋白酶，引起慢性气道黏液高分泌状态，并破坏肺实质。

（八）其他

多种机体内在因素（如自主神经功能失调、呼吸道防御和免疫功能降低、营养不良以及气温变化等）都可能参与 COPD 的发生、发展。

二、临床表现

（一）症状

1. 慢性咳嗽、咳痰

多为晨起咳嗽，咳痰明显，白天较轻，夜间有阵咳或排痰，多为白色黏液或浆液性泡沫痰，偶带血丝。急性发作伴细菌感染时痰量增多，可排脓痰。随着病情不断发展，该症状可能终身不愈。

2. 气短或呼吸困难

在 COPD 早期，该症状仅在体力劳动时出现，随着病情进行性加重，甚至休息时也可感到呼吸困难，这是 COPD 的标志性症状。

3. 喘息和胸闷

重症患者或急性加重期出现喘息。

4. 其他

晚期患者有体重下降、食欲减退等全身症状。

（二）体征

早期可无异常，随着病情进展，出现以下体征。①视诊：胸廓前后径增大，肋间隙增宽，胸骨下角增大，称为桶状胸；②听诊：双肺呼吸音减弱，呼气延长，部分患者可闻及干性和（或）湿性啰音；③叩诊：肺部叩诊过清音，心浊音界缩小，肺下界和肝浊音界下降；④触诊：两侧语颤减弱或消失。

（三）COPD 严重程度分级

根据第 1 秒用力呼气容积（forced expiratory volume in one second，FEV_1）占用力肺活量（forced vital capacity，FVC）的百分比、FEV_1 占预计值百分比和症状，可对 COPD 严重程度分级（表1-2）。

表1-2　慢性阻塞性肺疾病的严重程度分级

分级	程度	分级标准
0 级	高危期	有慢性咳嗽、咳痰，肺功能正常
I 级	轻度	轻度通气受限（FEV_1/FVC<70%，FEV_1≥80%预计值），伴或不伴咳嗽、咳痰
II 级	中度	通气受限加重（FEV_1/FVC<70%，50%预计值≤FEV_1<80%预计值），伴或不伴慢性咳嗽、咳痰
III 级	重度	通气受限加重（FEV_1/FVC<70%，30%预计值≤FEV_1<50%预计值），症状加重，活动时多有呼吸急促
IV 级	极重度	通气受限（FEV_1/FVC<70%，FEV_1<30%预计值；或当 FEV_1<50%预计值时合并出现呼吸衰竭或右心衰竭等并发症），患者生活质量降低，若进一步恶化，可危及生命

（四）COPD 病程分期

1. 急性加重期

在短期内咳嗽、咳痰、气短和（或）喘息加重，痰量增多，呈脓性或黏液脓性，可伴发热。

2. 稳定期

咳嗽、咳痰、气短等症状稳定或较轻。

（五）并发症

自发性气胸、慢性肺源性心脏病、呼吸衰竭等。

三、诊断

根据吸烟等高危因素史、临床症状、体征、肺功能检查等综合分析确定。不完全可逆的气流受限是诊断 COPD 的必备条件。

四、治疗

（一）急性加重期治疗

1. 支气管舒张剂

支气管舒张剂可缓解患者呼吸困难症状。①β_2 受体激动剂：沙丁胺醇气雾剂，每次 100~200 μg（1~2 喷），疗效持续 4~5 小时；特布他林气雾剂也有同样效果；沙美特罗、福莫特罗等长效制剂每日吸入 2 次。②抗胆碱能药：异丙托溴铵吸入气雾剂，起效较沙丁胺醇慢，每次 40~80 μg（2~4 喷），每日 3~4次；长效制剂噻托溴铵每次吸入 18 μg，每日 1 次。③茶碱类：茶碱缓释片或茶碱控释片每次 0.2 g，每日 2 次；氨茶碱每次 0.1 g，每日 3 次。有严重喘息症状者可给予雾化吸入治疗以缓解症状。

2. 吸氧

发生低氧血症者可遵医嘱给予其持续低流量鼻导管吸氧或文丘里（venturi）面罩吸氧，一般给氧浓度为 25%~29%。

3. 抗生素

根据病原菌种类和药敏试验结果选用适当种类的抗生素进行治疗，如 β-内酰胺类抗生素或 β-内酰胺酶抑制剂、第二代头孢菌素、大环内酯类或喹诺酮类。

4. 糖皮质激素

遵医嘱选用糖皮质激素口服或静脉滴注。对急性加重期患者可考虑口服泼尼松龙，每日 30~40 mg，或静脉滴注甲泼尼龙每日 40~80 mg。

5. 祛痰剂

溴己新每日 8~16 mg，每日 3 次；盐酸氨溴索每日 30 mg，每日 3 次。

6. 机械通气

根据患者病情选择无创或有创机械通气。

(二) 稳定期治疗

1. 避免诱发因素

戒烟，避免接触有害气体、粉尘及烟雾，避免受凉等。

2. 应用支气管舒张剂

遵医嘱以使用沙美特罗、福莫特罗等长效制剂为主。

3. 祛痰剂

对痰液不易咳出的患者遵医嘱使用祛痰剂，常用盐酸氨溴索每日 30 mg，每日 3 次。

4. 联合制剂

重度、极重度、反复加重的患者，长期吸入糖皮质激素和 β_2 受体激动剂的联合制剂能增加运动耐量、减少急性加重发作频率，提高生活质量，甚至改善肺功能。临床上最常用的是沙美特罗替卡松、福莫特罗布地奈德。

5. 长期家庭氧疗

持续鼻导管吸氧 1~2 L/min，每日 15 小时以上，以提升患者的动脉血氧分压（PaO_2）和血氧饱和度（SaO_2）。家庭氧疗指征：① $PaO_2 \leq 7.33$ kPa（55 mmHg）或 $SaO_2 \leq 88\%$，伴或不伴高碳酸血症；② PaO_2 为 $7.33 \sim 8$ kPa（55~60 mmHg）或 $SaO_2 \leq 88\%$，伴有肺动脉高压、心力衰竭所致的水肿或红细胞增多症。

五、常见护理诊断/问题

(一) 气体交换受损

与小气道阻塞、呼吸面积减小、通气血流比例失调等有关。

(二) 清理呼吸道无效

与呼吸道炎症、阻塞，痰液过多而黏稠，咳痰无力等有关。

(三) 活动无耐力

与供氧不足、疲劳、呼吸困难有关。

(四) 营养失调

表现为低于机体需要量。这与疾病迁延、呼吸困难、疲劳等引起食欲下降、摄入不足、能量需求增加有关。

（五）焦虑与呼吸困难

与患者的生活、工作受到影响和经济状况不良等因素有关。

（六）睡眠型态紊乱

与呼吸困难、不能平卧、环境刺激有关。

（七）潜在并发症

自发性气胸、肺心病、呼吸衰竭、肺性脑病、心律失常等。

六、护理措施

（一）环境和休息

保持室内环境舒适，空气洁净；嘱患者戒烟；患者采取舒适体位，如半卧位。

（二）饮食与活动

根据患者的喜好，嘱患者选择高蛋白、高维生素、高热量、易消化的食物，清淡为主，避免辛辣食品，避免摄入容易引起腹胀及便秘的食物，少食多餐，必要时可静脉输入营养物质。适量饮水，稀释痰液。根据病情制订有效的运动计划，方式多种多样，如散步、练太极拳等。病情较重者鼓励床上活动，活动以不感到疲劳为宜。

（三）病情观察

护士观察患者咳嗽、咳痰的情况，包括痰液的颜色、量及性状，咳痰是否顺畅以及呼吸困难程度等；监测动脉血气分析和水、电解质、酸碱平衡状况；监测生命体征，重点观察患者的意识，若出现表情淡漠、意识模糊等肺性脑病征象时应立即通知医师积极处理，做好抢救记录。

（四）用药护理

护士遵医嘱为患者应用抗感染、止咳、祛痰、平喘等药物，注意观察疗效和不良反应。①抗生素：可能导致过敏，甚至过敏性休克，产生耐药性或二重感染。②镇咳药：可待因是一种中枢性镇咳药物，可致恶心、呕吐，甚至成瘾、抑制咳嗽而加重呼吸道阻塞。③祛痰药：盐酸氨溴索的不良反应较轻；痰热清有清热、解毒、化痰功效，可能出现皮疹、高热、喉头水肿、胸闷气促等不良反应。④平喘药：茶碱类平喘药滴速过快、药量过大可引起不良反应，表现为胃肠道症状、心血管症状等，偶尔会兴奋呼吸中枢，严重者会引起抽搐或死亡。⑤糖皮质激素：可能引起口咽部念珠菌感染、声音嘶哑、向心性肥胖、骨质疏松、消化性溃疡等不良反应，宜在餐后服用，并遵医嘱服用，不能自行减药或停药。

（五）保持呼吸道通畅

护士嘱患者遵医嘱每日行雾化吸入治疗。护士指导患者有效咳嗽、排痰，使用胸部叩击、振动排痰仪或咳痰机有利于排出分泌物，必要时可行机械吸痰。

（六）口腔护理

护士为患者做好口腔护理，尤其每次咳痰后用温水漱口，有口咽部念珠菌感染者可给予制霉菌素溶液漱口，每日 3 次。

（七）氧疗的护理

护士遵医嘱给予患者鼻导管持续低流量（1～2 L/min）、低浓度（25%～29%）氧气吸入，鼓励患者每日吸氧 15 小时以上。

（八）呼吸肌功能锻炼

呼吸肌功能锻炼的目的是使浅而快的呼吸转变为深而慢的有效呼吸，加强胸、膈呼吸肌肌力和耐力，改善呼吸功能。呼吸功能锻炼包括腹式呼吸、缩唇呼吸等。

（九）腹式呼吸

护士指导患者取立位、坐位或平卧位，平卧位者两膝半屈（或膝下垫一软枕），使腹肌放松。两手掌分别放于前胸部与上腹部，用鼻缓慢吸气时使膈肌最大程度下降，腹肌松弛，自感腹部手掌向上抬起，胸部手掌原位不动，抑制胸廓运动；呼气时，腹肌收缩，腹部手掌下降，帮助膈肌松弛，膈肌随胸腔内压增加而上抬，增加呼气量。同时可配合缩唇呼吸。因腹式呼吸会增加能量消耗，护士应告知患者只能在疾病恢复期进行腹式呼吸。

（十）缩唇呼吸

护士指导患者闭口用鼻吸气，将口唇缩小（呈吹口哨样）缓慢呼气，呼气时腹部内陷，胸部前倾，尽量将气呼出，以延长呼气时间，同时口腔压力增加，传至末梢气道，避免小气道过早关闭，提高肺泡有效通气量。吸气与呼气时间比为 1∶2 或 1∶3，尽量深吸慢呼，每分钟 7～8 次，每次 10～20 分钟，每日 2 次。

（十一）心理护理

患者因长期患病、社交活动减少，易产生焦虑等情绪，护士应多与患者沟通，了解患者心理、性格，增强患者战胜疾病的信心。医护人员应调动家庭支持系统，与患者及其家属一起制订并实施康复计划，避免诱因，进行呼吸肌功能锻炼，规律合理用药，教会患者缓解焦虑的方法。

七、健康指导

（一）康复锻炼

护士嘱患者进行康复锻炼，使患者理解康复锻炼的意义，发挥其主观能动性，制订个体锻炼计划，加强体育锻炼，提高机体免疫能力。指导患者进行呼吸功能锻炼（缩唇、腹式呼吸等），以促进肺功能的恢复。教会患者及其家属判断呼吸困难严重程度的方法，合理安排工作、生活。

（二）坚持长期家庭氧疗

护士指导患者及其家属了解氧疗的目的和注意事项，且告知患者夜间应持续吸氧；宣传用氧安全知识，嘱患者和家属在家内进行氧疗时要防火、防热、防油、防震。还需指导患者和家属正确清洁、消毒氧疗设备的方法。

（三）生活指导

护士劝导患者戒烟，避免粉尘和刺激性气体吸入，避免与呼吸道感染者接触，减少去公共场所的次数。关注气候变化，及时增减衣物，避免受凉、感冒及劳累等诱发因素。

（四）饮食指导

护士嘱患者合理膳食，避免进食刺激性食物和产气食物，如辣椒、洋葱、油炸食品、豆类、甜食、汽水、啤酒等。

（五）使用免疫调节剂及疫苗

免疫功能低下、无过敏史的患者可接种流感疫苗（每年 1~2 次）和（或）肺炎疫苗（每 3~5 年 1 次）；嘱其遵医嘱口服细菌溶解产物，皮下注射胸腺素等免疫调节剂。

第三节 慢性肺源性心脏病

慢性肺源性心脏病简称慢性肺心病，是由于慢性支气管、肺组织、胸廓或肺血管疾病引起肺循环阻力增加、肺动脉高压，使右心室扩张和（或）肥厚，伴或不伴右心衰竭的心脏病。本病发展缓慢，除了有原有肺、胸疾病的症状和体征外，主要表现为逐渐出现的肺、心功能不全及其他器官功能损害。慢性肺心病是我国的常见病、多发病，患者年龄多在 40 岁以上，随着社会老龄化因素的影响，患者高峰的发病年龄逐渐向 60～70 岁推移。

一、病因与发病机制

（一）病因

根据原发病的部位不同，可分为以下几类。

1. 继发于支气管疾病、肺部疾病

慢性肺心病继发于慢性支气管炎、COPD 最多见，占 80%～90%。其次继发于哮喘、支气管扩张、重症肺结核、尘肺、间质性肺病等。

2. 胸廓运动障碍性疾病

各种原因所致的脊柱畸形，还有胸膜广泛性增厚、粘连所致的严重胸廓畸形等情况会引起胸廓运动受限、肺组织受压、支气管扭曲或变形、气道引流不畅，最终导致慢性肺心病。

3. 肺血管疾病

原因不明的原发性肺动脉高压、反复发作的多发性肺小动脉栓塞和肺小动脉炎症等均可引起肺小动脉狭窄或阻塞，导致肺血管阻力增加、肺动脉高压和右心室负荷加重，最终发展成肺心病。

4. 其他

神经肌肉疾病（如脊髓灰质炎、肌营养不良症、睡眠呼吸暂停低通气综合征等）可导致肺泡通气不足，引起缺氧，使肺血管收缩、阻力增加，导致肺动脉高压，发展成肺心病。

（二）发病机制

反复发生的气道感染和低氧血症导致一系列体液因子和肺血管的变化，使肺血管阻力增加，导致肺动脉高压，从而使右心负荷加重，最终导致右心衰竭。

1. 肺动脉高压的形成

（1）肺血管阻力增加的功能性因素：COPD 和其他慢性呼吸系统疾病发展到一定阶段，均可出现肺泡动脉氧分压低和低氧血症，引起局部肺血管收缩，导致肺循环阻力增加。

（2）肺血管阻力增加的解剖学因素：慢性缺氧使肺血管收缩，还会导致肺血管重建，其他各种伴随慢性胸、肺疾病而产生的肺血管病理学改变也都使肺循环阻力增加，进而促进肺动脉高压形成。

（3）血液黏稠度增加和血容量增多：慢性缺氧导致继发性红细胞增多，血液黏稠度增加，肺血流阻力增高；缺氧还会导致醛固酮增加而导致水、钠潴留；缺氧使肾小动脉收缩，肾血流量减少而加重水、钠潴留，导致血容量增多，肺血流量增加时可加重肺动脉高压。

2. 心脏病变和心力衰竭

肺循环阻力增加引起右心室后负荷增加，长期作用最终会导致右心室肥厚、扩张，甚至右心衰竭。随着病情进展可导致左心衰竭。

3. 其他重要器官的损害

长期慢性缺氧、高碳酸血症还会导致其他重要器官如脑、肝、肾、胃肠道等发生病理改变，甚至引起多脏器功能障碍。

二、临床表现

本病发展缓慢，临床上除了原有肺、胸疾病的各种症状和体征外，主要表现为逐渐出现的肺、心功能衰竭以及其他器官损害的征象。临床上分为代偿期与失代偿期。

（一）肺、心功能代偿期

1. 症状

慢性咳嗽、咳痰、气促，活动后可有心悸、呼吸困难、乏力、活动耐力下降的症状。急性感染时上述症状加重。

2. 体征

可有不同程度的发绀和肺气肿体征，偶有干、湿性啰音；心音遥远；肺动脉瓣区可有第二心音亢进，提示肺动脉高压；三尖瓣区出现收缩期杂音或剑突下心脏搏动增强则提示右心室肥大；部分患者可有颈静脉充盈、肝界下移。

（二）肺、心功能失代偿期

1. 呼吸衰竭

（1）症状：呼吸困难加重，常有头痛、失眠、食欲下降等症状，白天嗜睡，甚至出现表情淡漠、意识模糊、谵妄等肺性脑病的表现。

（2）体征：颜面部发绀明显，球结膜充血、水肿，严重时可有视网膜血管扩张、视乳头水肿等颅内压升高的表现；腱反射减弱或消失，出现病理反射；因体内有二氧化碳潴留，患者可出现周围毛细血管扩张的表现，如皮肤潮红、多汗。

2. 右心衰竭

（1）症状：呼吸困难更加明显，心悸、食欲不振、腹胀等。

（2）体征：发绀更明显，出现颈静脉怒张，心率增快，甚至出现心律失常，剑突下可闻及收缩期和（或）舒张期杂音，肝大、有压痛，肝颈静脉回流征阳性，双下肢水肿，重者全身水肿，部分患者可出现肺水肿及全心衰竭的体征。

三、诊断

根据患者有慢性支气管炎、COPD 以及其他胸、肺疾病或肺血管病变，并已引起肺动脉高压、右心室增大或右心功能不全等表现即可诊断。

四、治疗

（一）急性加重期

1. 控制感染

根据痰菌培养及药敏试验结果遵医嘱选用抗生素。

2. 畅通呼吸道、进行有效氧疗

使用物理和（或）药物疗法祛痰，畅通呼吸道后给予有效氧疗，纠正缺氧和二氧化碳潴留，可用鼻导管或面罩低浓度给氧。因患者的呼吸运动主要依靠 PaO_2 降低对外周化学感受器的刺激作用得以维持，吸入低浓度氧以维持低氧对呼吸中枢的刺激作用，避免产生呼吸抑制。病情加重者使用无创或有创呼吸机辅助通气，及时纠正呼吸衰竭。

3. 控制心力衰竭

重症患者可根据医嘱使用利尿药、正性肌力药或扩血管药物。

（1）利尿药：根据病情口服氢氯噻嗪、氨苯蝶啶，或静脉使用呋塞米、利尿合剂等。

（2）正性肌力药：正性肌力药的剂量宜小，一般约为常规剂量的 1/2 或 2/3；同时选用作用快、排泄快的洋地黄类药物，如毛花苷 C。用药前应注意纠正缺氧，防治低钾血症，以免发生药物不良反应。

（3）血管扩张药：可减轻心脏前、后负荷，降低心肌耗氧量，增加心肌收缩力，对部分顽固性心力衰竭有一定效果，但血管扩张药可导致血压下降，常用硝酸甘油、硝普钠、酚妥拉明、硝苯地平等。

（4）控制心律失常：通常经过控制感染、纠正缺氧后，心律失常可自行消失，若心律失常持续存在，需遵医嘱根据心律失常的类型选用药物。

（5）抗凝治疗：可应用普通肝素或低分子肝素防止肺微小动脉原位血栓形成。

（二）缓解期

慢性肺心病缓解期的治疗，原则上采用中西医结合综合治疗，目的是使肺、心功能得到部分或全部恢复。

（三）并发症的防治

1. 肺性脑病的防治

肺性脑病是慢性肺心病死亡的首要原因，应积极防治。肺性脑病是由于呼吸衰竭所致缺氧、二氧化碳潴留而引起精神障碍、神经系统症状的综合征，应注意与脑动脉硬化、严重电解质紊乱、单纯性碱中毒、感染中毒性脑病等相鉴别。密切观察病情变化，定期监测动脉血气分析，如患者出现头痛、烦躁不安、表情淡漠、意识模糊、精神错乱、嗜睡或昏迷等症状时，应及时处理，保证有效氧疗，应用呼吸兴奋剂，必要时行机械通气治疗。

2. 酸碱失衡及电解质紊乱的防治

由于缺氧和二氧化碳潴留，可发生多种类型的酸碱失衡及电解质紊乱，使呼吸衰竭、心力衰竭、心律失常的病情恶化，严重影响预后，应严密监测和判断酸碱失衡及电解质紊乱的类别，并及时做出处理。

3. 心律失常的防治

心律失常多表现为房性期前收缩及阵发性室上性心动过速，也可有心房扑动及心房颤动；少数病例因急性、严重的心肌缺氧可出现心室颤动和心搏骤停，应采取紧急救治措施。

4. 休克的防治

慢性肺心病发生休克并不多见，一旦发生，预后不良。该情况的发生原因有严重感染、失血（多由上消化道出血所致）、严重的心力衰竭或心律失常，应紧急处理。

五、常见护理诊断/问题

（一）气体交换受损

与小气道阻塞、呼吸面积减少、通气血流比例失调等有关。

（二）清理呼吸道无效

与痰液过多、黏稠，咳痰无力有关。

（三）体液过多

与心脏负荷增加、心肌收缩力下降、心排血量减少有关。

（四）营养失调

主要为低于机体需要量，与食欲下降、摄入不足有关。

（五）活动无耐力

与日常活动供氧不足、疲劳有关。

（六）焦虑与呼吸困难

与患者的生活、工作受到影响和害怕窒息等因素有关。

（七）睡眠型态紊乱

与呼吸困难、不能平卧、环境刺激等有关。

（八）潜在并发症

肺性脑病、酸碱失衡及电解质紊乱、心律失常、休克、消化道出血、弥散性血管内凝血等。

六、护理措施

（一）环境与休息

保持环境整洁，室内提供合适的温、湿度；冬季注意保暖，避免直接吸入冷空气。病情轻者可下床活动，以不感到疲劳为宜；对于病情稍重者，护士鼓励其进行床上或床边活动；病情危重者应严格卧床休息。根据患者的自护能力，护士或照顾者协助或给予患者日常生活护理，如洗漱、进餐、如厕等。

（二）饮食护理

因消化液分泌减少、胃肠道淤血、胃肠蠕动减慢，患者食欲下降，应指导患者少食多餐。饮食上应根据患者的喜好选择营养丰富、易消化的食物，以清淡为主，避免辛辣、刺激食物，避免摄入容易引起腹胀及便秘的食物，必要时可通过静脉输入营养物质。

（三）病情观察

观察患者咳嗽、咳痰、呼吸困难程度；监测动脉血气分析结果和水、电解质、酸碱平衡状况；观察患者有无心悸、腹胀、尿量减少、下肢水肿等右心衰竭的表现；观察患者皮肤状况。对于发生肺性脑病的患者，护士应着重观察患者的意识，若出现昼睡夜醒、精神错乱、狂躁或表情淡漠、意识模糊等表现时应立即通知医师并协助抢救。

（四）用药护理

遵医嘱应用抗炎、止咳、祛痰、平喘等药物，观察药物疗效和不良反应。使用抗感染药物时应注意观察其有无继发感染；使用吸入制剂时，指导患者用药前后清洁口腔，避免口腔不适或真菌感染；利尿药应尽可能在白天使用，以免影响夜间睡眠，并观察患者尿量及电解质、酸碱平衡情况；应用洋地黄类药物时注意观察患者有无出现用药后的不良反应；使用扩血管药物应注意观察血压。重症患者慎用镇静剂、麻醉剂以及催眠药等，应密切观察患者有无呼吸抑制等状况。

（五）保持呼吸道通畅

加强翻身、拍背和呼吸道的湿化和雾化，可使用咳痰机、振动排痰仪等提高患者排痰的有效性，必要时采取机械吸痰。将多种排痰方式联合应用有利于维持患者呼吸道通畅。

（六）氧疗的护理

给予持续低流量、低浓度（25%~29%）氧气吸入，并向患者讲解吸氧的目的、方法及注意事项，促进患者长期坚持氧疗。

（七）呼吸肌功能锻炼

呼吸肌功能锻炼的目的是使浅而快的呼吸转变为深而慢的有效呼吸，加强胸、膈呼吸肌的肌力和耐力，改善呼吸功能，具体措施参见本章第二节《慢性阻塞性肺疾病》。

（八）皮肤护理

因右心衰竭常致患者体液过多、双下肢水肿，应观察患者下垂及受压部位的皮肤情况，勤翻身，必要时在水肿局部使用泡沫敷贴或嘱患者睡气垫床，预防压疮的发生。

（九）心理护理

护士与照顾者应多与患者沟通交流，增强患者战胜疾病的信心，帮助患者获得家庭支持，减轻患者焦虑、恐惧心理，鼓励患者配合治疗。

七、健康指导

（一）肺心病相关疾病的知识指导

使患者及其家属了解疾病的发生、发展过程，积极防治原发病，避免各种导致病情急性加重的诱因，如受凉感冒等，减少急性发作的次数。指导患者戒烟，并避免被动吸烟，注意定期复查。

（二）增强机体免疫力

根据病情协助患者制订有效的锻炼计划，提高机体免疫能力。锻炼方式多种多样，如散步、练太极拳、骑自行车、体操等，以不感觉疲劳为宜。坚持呼吸功能锻炼，有利于肺功能恢复。

（三）长期家庭氧疗

向患者及其家属讲解长期家庭氧疗的作用及重要性。氧流量不宜过高，1~2 L/min 即可，每日吸氧时间 15 小时以上，且夜间应持续吸氧。家庭氧疗指征见本章第二节。

（四）疫苗和免疫调节剂的应用

参见本章第二节"慢性阻塞性肺疾病"。

第四节　支气管哮喘

支气管哮喘简称哮喘，是嗜酸性粒细胞、肥大细胞和 T 淋巴细胞等多种炎症细胞参与的慢性气道炎症。这种慢性炎症导致气道高反应性和广泛多变的可逆性气流受限。临床上以反复发作性呼气性呼吸困难伴哮鸣音为特点，常在夜间和（或）清晨发作和加重，多数患者可自行缓解或经治疗后缓解。哮喘是全球性疾病，全球约有 3 亿名患者，我国 20 岁及以上人群哮喘患病率为 4.2%，本病约 40%的患者有家族史。儿童患病率高于成人，成人男、女患病率接近，发达国家患病率高于发展中国家，城市患病率高于农村。

哮喘的诊断标准：①反复发作喘息、气急、胸闷或咳嗽，多与运动、接触变应原、冷空气、物理或化学性刺激等有关，还与患病毒性上呼吸道感染有关；②发作时在双肺可闻及散在的或弥漫性以呼气相为主的哮鸣音，呼气相延长；③上述症状可经治疗缓解或自行缓解；④排除其他疾病引起的喘息、气急、胸闷或咳嗽；⑤临床表现不典型者（如无明显喘息或体征）至少应有下列 3 项中的 1 项：支气管激发试验或运动试验阳性，支气管舒张试验阳性，昼夜呼气流量峰值（peak expiratory flow，PEF）变异率≥20%。符合上述①～④条或④、⑤条者，可以诊断为支气管哮喘。

支气管哮喘目前无特效的治疗方法，治疗目的为控制症状，防止病情恶化，尽可能保持肺功能正常，维持正常活动能力，减轻治疗过程中的不良反应，防治不可逆性气道阻塞，避免死亡。脱离变应原是防治哮喘最有效的方法。治疗原则为急性发作期使用支气管舒张剂和抗感染药物，消除诱因，控制发作，缓解期预防复发。

一、护理评估

（一）健康史

哮喘的发作受诸多因素的影响，应询问患者哮喘发作是否与下列因素有关。

1. 吸入变应原

如花粉、尘螨、真菌孢子、动物毛屑、工业粉尘、刺激性气体。

2. 食物

引起哮喘发作的常见食物有鱼类、虾蟹类、蛋类和牛奶等。过咸或过甜等刺激性强的食物也可诱发哮喘。

3. 感染

哮喘的发作与上呼吸道的反复感染有关，如病毒、细菌、真菌、原虫、寄生虫等的感染。

4. 接触某些药物

常见的药物有阿司匹林、普萘洛尔、青霉素、磺胺类药等。

5. 其他

吸烟、气候的变化、剧烈运动、精神紧张等也可诱发哮喘，还应注意询问家族史。

（二）身体状况

1. 主要症状

患者起病急，哮喘发作前可有干咳、打喷嚏、流泪等先兆症状，随之很快出现哮喘发作。典型表现为发作性伴有哮鸣音的呼气性呼吸困难或发作性胸闷和咳嗽，严重者被迫采取坐位或呈端坐呼吸，甚至出现发绀等，有时咳嗽为唯一症状。哮喘症状可在数分钟内发作，经数小时至数日，可自行使用支气管扩张剂缓解。

2. 护理体检

哮喘发作时胸部呈过度充气状态，严重发作时可有颈静脉怒张、发绀、大汗淋漓、脉搏加快和奇脉，胸廓饱满，胸部叩诊呈过清音，听诊双肺可闻及以呼气期为主的哮鸣音，有时不用听诊器也可听到哮鸣音，若伴有感染，则可闻及湿啰音。

3. 支气管哮喘的分期及病情评价

根据临床表现可分为急性发作期、慢性持续期和缓解期。

（1）急性发作期：表现为气促、咳嗽、胸闷等症状突然发生或加剧，常有呼吸困难，以呼气流量降低为其特征，常因接触变应原等刺激物或治疗不当所致。哮喘急性发作时其轻重程度不一，病情加重可在数小时或数日内出现，偶尔可在数分钟内就危及生命，故应对病情做出正确评估，以便给予及时有效地紧急治疗。哮喘急性发作期的严重程度分级见表 1-3。

表 1-3　哮喘急性发作的严重程度分级

临床特点	轻度	中度	重度	危重
气短发作时机	步行、上楼时	稍事活动	休息时	休息时明显
体位	可平卧	喜坐位	端坐呼吸	端坐呼吸或平卧
讲话方式	连续成句	常有中断	单字	不能讲话
精神状态	可有焦虑/尚安静无	时有焦虑或烦躁有	常有焦虑或烦躁、大汗淋漓	嗜睡、意识模糊
呼吸频率	轻度增加	增加	常>30 次/分	常>30 次/分
辅助呼吸肌活动及三凹征表现	常无	可有	常有	胸腹矛盾运动
哮鸣音	散在，呼吸末期存在	响亮、弥漫	响亮、弥漫	减弱乃至无
脉率	<100 次/分	100~120 次/分	>120 次/分	>120 次/分或脉率变慢或不规则
奇脉（收缩压下降）	无（10 mmHg）	可有（10～25 mmHg）	可有（常>25 mmHg）	无

2分钟内推完，10分钟内起效，必要时4小时可重复1次。呋塞米除了有利尿作用外，还有扩张静脉的作用，有利于缓解肺水肿。应用利尿药应严格记录尿量。③血管扩张药，使用血管扩张药时要注意用药速度和血压变化，防止低血压发生。用硝普钠时应注意现用现配，避光滴注，密切测量血压，根据血压的变化调节滴速，有条件者可用输液泵控制。硝普钠的代谢产物含有氰化物，连续使用不得超过72小时。④使用正性肌力药物。如洋地黄制剂，可给予毛花苷C稀释后静注，首剂可给予0.4~0.8 mg、稀释后静脉注射，推注速度宜缓慢，同时听心率，2小时以后可酌情再给予0.2~0.4 mg。⑤氨茶碱。对解除支气管痉挛有效，并有一定的正性肌力及扩血管、利尿作用。需缓慢静脉给药。

（4）密切观察患者的呼吸、脉搏、意识、精神状态、皮肤颜色及温度、肺部啰音的变化。

2. 给予心理支持

（1）在患者患病的急性期医护人员及家属避免在患者面前讨论病情，以减少误解。医护人员在抢救时必须保持镇静，操作熟练，忙而不乱，使患者产生信任、安全感。

（2）在患者患病的缓解期，医护人员及家属可以共同分析患者产生恐惧的原因，鼓励患者说出内心感受。指导患者进行自我放松，如深呼吸、放松疗法等。向患者解释恐惧对心脏的不利影响，使患者主动配合，保持情绪稳定。

3. 健康指导

（1）医护人员向患者及其家属讲解急性心力衰竭的诱因，积极治疗原有心脏疾病。

（2）在静脉输液前，医护人员嘱患者主动告知护士自己有心脏病史，以便护士在输液时控制输液量及滴速。

第二节 心律失常

心律失常是指心脏冲动的频率、节律、起源部位、传导速度与激动次序的异常。常见于各种器质性心脏病、药物中毒、电解质和酸碱平衡失调以及自主神经功能紊乱等。

正常心脏激动起源于窦房结，经结间束、房室结、房室束、左右束支及浦肯野纤维传导到心房与心室，以一定范围的频率产生有规律的收缩。正常情况下，窦房结的自律性最高，整个心脏受窦房结控制，其他部位的自律性不能表现出来，成为潜在的起搏点。当窦房结的自律性降低或激动不能传出、潜在起搏点的自律性异常增高、发生其他类型的快速异位搏动时可形成异位心律。总之，各种原因引起心肌细胞的自律性、兴奋性、传导性改变，使心脏冲动形成和（或）传导异常时，均会导致心律失常。

一般无症状的良性心律失常无须治疗。如症状明显或有可能并发恶性心律失常者应采取相应的治疗措施。①去除病因或诱因：积极治疗心内外原发病变、纠正电解质及酸碱平衡失调、停用会引发心律失常的药物等。②药物治疗：使用抗心律失常药物，对室上性快速性心律失常可给予普萘洛尔、美托洛尔、维拉帕米、普罗帕酮、莫雷西嗪、胺碘酮等；室性快速性心律失常宜选用利多卡因、苯妥英钠、普罗帕酮、莫雷西嗪、胺碘酮、钾盐等；缓慢性心律失常可用阿托品、异丙肾上腺素。③其他治疗：刺激迷走神经治疗阵发性室上性心动过速，人工心脏起搏治疗缓慢性或快速性心律失常，心脏电复律治疗异位性快速心律失常，心导管射频消融术治疗顽固性心律失常等。

一、护理评估

主要评估各类心律失常患者的健康史、身心状况和心电图表现。此外，还应对患者的家庭和社会情况进行评估。

（一）窦性心律失常

窦性心律失常是窦房结冲动发放频率异常或者窦性冲动向心房传导异常所致的心律失常。成人正常的窦性心律频率为 60~100 次/分。窦性心律的频率超过 100 次/分，称为窦性心动过速；低于 60 次/分，称为窦性心动过缓。

1. 健康史

（1）窦性心动过速：常见于健康人吸烟、喝酒、饮茶、喝咖啡、运动、情绪激动后；也常见于某些病理状态，如发热、贫血、失血、休克、心力衰竭、甲状腺功能亢进症以及应用肾上腺素、阿托品等药物后。

（2）窦性心动过缓：常见于健康的青年人、运动员、睡眠状态；也可见于存在颅内高压、甲状腺功能减退、阻塞性黄疸的患者；还可见于服用洋地黄及抗心律失常药物后，如 β 受体拮抗药、胺碘酮、钙通道阻滞药；器质性心脏病中常见于冠心病、心肌炎、心肌病。

（3）窦性心律不齐：常见于青少年、老年人、自主神经功能不稳定者，且常与呼吸周期有关；也可见于心脏病患者，或与使用洋地黄有关。

2. 身体状况

（1）主要症状：窦性心动过速可无症状或仅有心悸感；当窦性心动过缓者心率过慢时，可引起头晕、乏力、胸痛等。患者可因躯体不适而紧张不安。

（2）护理体检：重点评估脉搏频率、节律，以及心率、心律和心音的变化。心率可超过 100 次/分或低于 60 次/分。窦性心律不齐时表现为心率快慢稍不规则，常在吸气时心率加快，呼气时心率减慢。

3. 心电图表现

（1）均可见窦性 P 波（Ⅰ导联、Ⅱ导联、aVF 导联直立，aVR 导联倒置），P–R 间期≥0.12 秒。

（2）窦性心动过速时 P–P 或 R–R 间期<0.6 秒；③窦性心动过缓时 P–P 或 R–R 间期>1.0 秒。

（3）窦性心律不齐时 P–P 间期不等，最长与最短的 P–P 间期之差>0.12 秒，常与窦性心动过缓同时存在。

（二）期前收缩

期前收缩是由于异位起搏点兴奋性增高，发出的冲动提前使心脏收缩所致，是临床上最常见的心律失常。按其起源部位不同，分为房性、房室交界性、室性 3 类，其中以室性最为常见。此外，依据期前收缩出现的频度不同，分为偶发和频发，如与正常基础心律交替出现，可呈现二联律、三联律。在同一导联的心电图上室性期前收缩的形态不同，称为多源性室性期前收缩。

1. 健康史

期前收缩可发生于健康人精神或体力过分疲劳、情绪紧张、烟酒过量、饱餐时，为生理性期前收缩；也常见于各种心脏病患者，如冠心病、心肌炎、心肌病、二尖瓣脱垂等，属于病理性期前收缩。此外，药物、电解质紊乱也可引起期前收缩。

2. 身体状况

偶发期前收缩患者可无症状，部分患者有心悸或心搏暂停感；当期前收缩频发或连续出现时，可出现心悸、乏力、头晕、胸闷、憋气、晕厥等症状，并可诱发或加重心绞痛、心力衰竭。若出现上述症状，应观察症状的程度、持续时间以及给日常生活带来的影响。期前收缩患者往往过于注意自己的脉搏和心跳，容易产生焦虑不安的情绪。

护理体检时听诊呈心律不齐，期前收缩后出现较长的间歇，第一心音常增强，第二心音相对减弱甚至消失。

3. 心电图表现

（1）房性期前收缩：①房性期前收缩的 P 波（P′波）提前发生，与窦性 P 波形态略有不同；②P′-R 间期≥0.12 秒；③下传的 QRS 波群形态多正常；④出现不完全性代偿间歇。

（2）房室交界区性期前收缩：①提前出现的 QRS-T 波群，形态与窦性激动的 QRS-T 波群基本相同；②逆行 P 波可出现于 QRS 波群前 P-R 间期<0.12 秒、后 R-P′间期<0.20 秒或埋于 QRS 波群中。

（3）室性期前收缩：①提前出现 QRS 波群，其前无相关 P 波；②提前出现的 QRS 波群形态异常，时限≥0.12 秒；③T 波与 QRS 波群主波方向相反；④室性期前收缩后可见一完全代偿间歇。

（三）阵发性心动过速

阵发性心动过速是一种阵发、快速而规律的异位心律，由 3 个或 3 个以上连续发生的期前收缩形成，又称异位性心动过速，根据异位起搏点的部位不同，可分为房性、房室交界性和室性阵发性心动过速。由于房性与房室交界性阵发性心动过速在临床上常难以区别，故统称为阵发性室上性心动过速，简称室上速。临床特点为突然发作、突然终止，可持续数秒、数小时甚至数日，自动停止或经治疗后停止。

1. 健康史

（1）阵发性室上性心动过速可发生在无明显器质性心脏病的患者，也可见于风湿性心脏病、冠心病、甲状腺功能亢进、洋地黄中毒等。

（2）室性阵发性心动过速多见于有器质性心脏病的患者，最常见于冠心病急性心肌梗死，也见于心肌病、心肌炎、风湿性心脏病、洋地黄中毒、电解质紊乱、奎尼丁或胺碘酮中毒等，少数发生于无器质性心脏病的患者。

2. 身体状况

在阵发性室上性心动过速发作时，患者可感心悸、头晕、胸闷、心绞痛，严重者会发生晕厥、黑矇、心力衰竭、休克。室性阵发性心动过速患者多有低血压、心绞痛、呼吸困难、晕厥、抽搐甚至猝死等情况。护士评估时进行对有晕厥史的患者进行详细询问，询问其晕厥发作的诱因、时间及过程。阵发性心动过速发作时病情重，患者常有恐惧感。

护理体检：阵发性室上性心动过速听诊心律规则，心率可达 150~250 次/分，心尖部第一心音强度一致。室性阵发性心动过速听诊心律略不规则，心率多在 140~220 次/分，第一心音强度可不一致。

3. 心电图表现

（1）阵发性室上性心动过速：①频率 150~250 次/分，节律规则；②QRS 波群形态及时限正常（伴有室内差异性传导或原有束支传导阻滞者可增宽变形）；③P 波为逆行性，常不易辨认。

（2）室性阵发性心动过速：①频率一般为 140~220 次/分，节律可不规则；②QRS 波群宽大畸形，时限>0.12 秒，继发 ST-T 改变，T 波方向常与 QRS 波群主波方向相反；③如能发现 P 波，则 P 波与 QRS 波群无关，即有房室分离现象。

（四）扑动与颤动

当自发性异位搏动的频率超过阵发性心动过速的范围时，形成扑动或颤动。根据异位搏动起源的部位不同，可分为心房扑动与颤动、心室扑动与颤动。心房颤动是仅次于期前收缩的常见心律失常，较心房扑动多见。心室扑动与颤动是极危重的心律失常。

1. 健康史

（1）心房扑动与心房颤动的病因基本相同，绝大多数见于器质性心脏病患者，最常见于风湿性心脏病二尖瓣狭窄。

（2）心室扑动与心室颤动常为器质性心脏病及其他疾病患者临终前发生的心律失常，临床上多见于急性心肌梗死、心肌病、严重低血钾、洋地黄中毒以及胺碘酮中毒、奎尼丁中毒等。

2. 身体状况

（1）主要症状：心房颤动多有心悸、胸闷、乏力的感觉，严重者可发生心力衰竭、休克、晕厥及心绞痛，心房内附壁血栓脱落可引起脑栓塞、肢体动脉栓塞、视网膜动脉栓塞等，从而出现疾病相应的临床表现。患者可因体循环动脉栓塞致残而感到忧伤、焦虑。心室扑动与心室颤动的临床表现无差别。一旦发生，患者表现为意识丧失、抽搐、呼吸停止甚至死亡。

（2）护理体检：心房扑动者听诊时心律可规则，也可不规则。心房颤动者查体可察第一心音强弱不等，心室律绝对不规则，有脉搏短绌。心室颤动听诊心音消失，脉搏、血压测不到。护士评估心房颤动的患者时应仔细测定患者的心率、心律、脉率，测定时间应在 1 分钟以上。

3. 心电图表现

（1）心房扑动：①P 波消失，代之以间隔均匀、振幅相等、形状相似的 F 波（锯出状扑动波），频率 250～350 次/分；②QRS 波群与 F 波成某种固定的比例，心室律规则或不规则，取决于房室传导是否稳定；③QRS 波群形态一般正常。

（2）心房颤动：①P 波消失，代之以间隔不均匀、振幅不等、形状不同的 f 波，频率 350～600 次/分；②R-R 间隔极不规则，心室率通常在 100～160 次/分；③QRS 波群形态一般正常。

（3）心室扑动：①QRS-T 波群消失，代之以连续、相对规则、振幅较大的室扑波；②频率为 150～300 次/分。

（4）心室颤动：①QRS-T 波群完全消失，代之为连续快速、大小不等、极不规则的室颤波；②频率为 250～500 次/分。

（五）房室传导阻滞

房室传导阻滞是指窦性冲动从心房传入心室过程中受到不同程度的阻滞。阻滞可发生在心房结间束、房室交界区、房室束、双侧束支等部位。根据阻滞的程度分为 3 度，第一度、第二度又称为不完全性房室传导阻滞，第三度称为完全性房室传导阻滞。第二度房室传导阻滞又分为Ⅰ型和Ⅱ型，Ⅱ型易发展成完全性房室传导阻滞。

1. 健康史

正常人的迷走神经张力增高时，可出现不完全性房室传导阻滞。临床上常见于器质性心脏病患者，如冠心病（急性心肌梗死）、心肌炎、心内膜炎、心肌病、先天性心脏病、高血压等，也可见于洋地黄药物中毒、电解质紊乱、心脏手术、甲状腺功能减退等。

2. 身体状况

（1）主要症状：一度房室传导阻滞患者常无症状；二度房室传导阻滞Ⅰ型患者可有心悸与心脏停顿感；二度房室传导阻滞Ⅱ型患者有乏力、头晕、胸闷、活动后气急、短暂晕厥感；三度房室传导阻滞患者可出现心力衰竭和脑缺血症状，严重时出现阿-斯综合征，甚至猝死。

（2）护理体检：一度房室传导阻滞患者第一心音强度减弱；二度房室传导阻滞患者脉搏、心律不规则；三度房室传导阻滞患者听诊心律慢而规则，第一心音强弱不等，可闻及大炮音，心率通常为 20~40 次/分，血压偏低。

3. 心理-社会评估

患有严重房室传导阻滞的患者安装人工心脏起搏器或接受其他治疗所需的费用昂贵，常给家庭带来经济负担。另外，患者生活不能自理，影响生活和工作，再加患者对手术及自我护理缺乏认识，患者易情绪低落、信心不足。家属由于对疾病认识不足，可能表现出极度担忧或麻痹大意、不予重视。

4. 心电图表现

（1）第一度房室传导阻滞：①PR 间期>0.20 秒；②每个冲动均能传导至心室。

（2）第二度房室传导阻滞

A. Ⅰ型：①PR 间期逐渐延长，直至 P 波后 QRS 波群脱落 1 次，周而复始；②最常见的房室传导比例为 3∶2 或 5∶4。

B. Ⅱ型：①PR 间期固定，可正常或延长；②部分 P 波后 QRS 波群脱落，呈 2∶1 或 3∶1 脱落。本型易转变为第三度房室传导阻滞。

（3）第三度房室传导阻滞：①P-P 间隔相等，R-R 间隔相等，P 波与 QRS 波群无关；②P 波频率大于 QRS 波群频率；③QRS 波群形态可正常（心室起搏点在房室束及其附近）或增宽畸形（起搏点在室内传导系统的远端）。

（六）预激综合征

预激综合征又称 Wolf-Parkinson-White 综合征（WPW 综合征），是指激动经由附加的传导束抢先到达心室，使部分（或全部）心室肌提前激动，或在心室冲动之前提前激动心房的一部分或全部心房。发生预激的解剖学基础是房室间除有正常的传导组织以外，还存在一些由普通心肌组成的肌束。连接心房与心室之间者称房室旁路通道或 Kent 束。另外尚有较少见的旁路通道，如心房-房氏束、结室纤维束等。

1. 健康史

预激综合征者常无其他心脏异常征象。少数先天性心血管病如三尖瓣下移畸形、二尖瓣脱垂与心肌病等均可并发预激综合征。

2. 身体状况

（1）主要症状：预激综合征本身无任何症状，当引起快速室上性心动过速、心房颤动时，可诱发心悸、胸闷、心绞痛、休克及心功能不全，甚至发生猝死。

（2）护理体检：当出现快速室上性心律失常时，心率增快；伴房颤时，可检测到脉搏短绌。

3. 心电图表现

由房室旁路引起的典型预激综合征表现为：①窦性搏动的 PR 间期<0.12 秒；②QRS 波群起始部分粗钝，形成预激波或 δ 波，终末部分正常；③某些 QRS 波群增宽，时间>0.12 秒；④ST-T 波呈继发性改变，与 QRS 波群主波方向相反。

二、常见护理诊断/问题

（一）活动无耐力
与心律失常导致心排血量减少、组织脏器供血不足有关。

（二）焦虑
与心律失常反复发作、疗效不佳、缺乏相应的知识有关。

（三）有受伤的危险
与心律失常引起的头晕、晕厥有关。

（四）潜在并发症
猝死、心力衰竭、脑栓塞。

三、护理目标

患者活动耐力得到提高，能进行适当的活动。能保持良好的心理状态，焦虑减轻或消失。无心力衰竭、猝死等发生或能得到及时抢救。患者获得心律失常的有关知识和自我护理技能。

四、护理措施

（一）合理安排患者的休息与体位，提高活动耐力

1. 对于无器质性心脏病的良性心律失常患者，鼓励其保持正常工作和生活，建立健康的生活方式，注意劳逸结合，避免过度疲劳。与患者及其家属共同制订活动计划，告知患者限制最大活动量的指征。

2. 当室性阵发性心动过速、第二度Ⅱ型房室传导阻滞及第三度房室传导阻滞等严重心律失常发作时，患者应绝对卧床休息。

3. 当心律失常发作导致胸闷、心悸、头晕时，嘱患者采取高枕卧位、半坐

位或其他舒适体位，尽量避免左侧卧位，因为左侧卧位可使患者感到心脏的搏动而加重不适感。

4. 保持病室安静、温度适宜，协助做好生活护理。关心患者，减少和避免任何不良刺激，促进身心休息。

5. 遵医嘱进行维持和促进心脏排血功能治疗。严格按医嘱给予抗心律失常药物，纠正因心律失常引起的心排血量的减少，改善机体缺氧状况，提高活动耐力。

6. 对伴有气促、发绀等缺氧指征的患者，给予氧气持续吸入，多采用2~4 L/min 的流量。

（二）给予心电监护，防治并发症

1. 对出现严重心律失常的患者必须进行心电监护，密切观察并记录患者有无引起猝死的危险征兆。潜在的、可能会引起猝死危险的心律失常包括频发性、多源性、成联律的室性期前收缩，或室性期前收缩落在前一心搏的 T 波上（RonT 现象）、二度Ⅱ型房室传导阻滞；随时有猝死危险的严重心律失常包括室性阵发性心动过速、心室颤动、第三度房室传导阻滞等。一旦发现上述情况，应立即报告医生，配合紧急处理。

2. 严重心律失常患者突然出现心前区疼痛、心悸、头晕、晕厥、气促、乏力等症状，提示发生猝死先兆。嘱患者立即停止活动，安置半卧位，给予氧气吸入，密切观察患者的意识及生命体征变化，进行心电监护并通知医生，做好抢救准备。建立静脉通道，备好纠正心律失常的药物及其他抢救药品、除颤器、临时起搏器等。患者出现意识丧失、抽搐、大动脉搏动消失、呼吸停止、瞳孔散大等猝死表现时，应立即配合医生进行心肺复苏、非同步直流电复律或临时起搏等。

3. 避免劳累、情绪激动、感染等诱发心力衰竭的因素，遵医嘱给予纠正心律失常的药物。

4. 监测生命体征、皮肤颜色、温度、尿量、心电图等，判断心律失常的类型，观察有无头晕、晕厥、气急、烦躁不安等表现。一旦发生心力衰竭，应积极采取相应的护理措施。

5. 监测血气分析结果、电解质及酸碱平衡情况。

（三）用药护理

1. 严格遵医嘱给予抗心律失常药物，注意给药途径、剂量、给药速度等。

口服药应按时按量服用；静脉注射时速度应缓慢，必要时监测心电图。

2. 观察用药过程中及用药后的心率、心律、血压、脉搏、呼吸、意识变化。

3. 观察药物疗效和药物不良反应，及时发现用药而引起的心律失常。奎尼丁对心脏的毒性较严重，可致心力衰竭、QT 间期延长、诱发室速甚至室颤而发生奎尼丁晕厥，有 30% 的患者因药物不良反应需要停药，故在给药前需测量患者的血压、心率、心律，如血压低于 90/60 mmHg、心率低于 60 次/分或心律不规则时，须与医生联系。因该药毒性反应较重，故一般应白天给药，避免夜间给药。利多卡因大剂量使用可引起呼吸抑制、低血压、室内传导阻滞等，应注意给药的剂量和速度。在治疗室性快速性心律失常时，一般先静脉推注 50~100 mg，有效后再以 2~4 mg/min 的速度维持静脉滴注。普萘洛尔可引起心动过缓、房室传导阻滞等，在给药前应测量患者的心率，当心率低于 50 次/分时应及时停药。普罗帕酮可引起恶心、呕吐、眩晕、视物模糊、房室传导阻滞，诱发和加重心力衰竭等，餐时或餐后服用可减少胃肠道刺激。胺碘酮可有胃肠反应、肝功能损害、心动过缓、房室传导阻滞、低血压等，久服还会影响甲状腺功能和引起角膜碘色素沉着，少数患者可出现肺纤维化。莫雷西嗪可产生头晕、头痛、震颤、恶心、呕吐、腹泻、疲乏、心悸、房室传导阻滞等不良反应。

（四）机械刺激迷走神经

对于初次发作的室上性阵发性心动过速患者，医护人员可使用机械刺激迷走神经的方法终止病情发作。方法如下。用压舌板刺激患者悬雍垂，诱发其呕吐。嘱患者深吸气后屏气，再用力做呼气动作。行颈动脉窦按压：患者取仰卧位，先按压患者右侧的颈动脉窦 5~10 秒，如无效，再按压左侧，不能两侧同时进行；按压的同时听诊心率，当心率减慢时立即停止。压迫眼球：患者取平卧位，闭眼并眼球向下，用拇指在一侧眶下压迫眼球，每次 10 秒，青光眼或高度近视者禁用。

（五）心理护理

1. 医护人员嘱咐患者焦虑和恐惧情绪不仅会加重心脏负荷，更容易诱发或加重心律失常，同患者说明心律失常的可治性，解除患者思想顾虑，鼓励患者说出焦虑的原因，评估其焦虑程度。

2. 指导患者采用放松技术，如全身肌肉放松、缓慢深呼吸等方式；鼓励患者参加力所能及的活动或适当的娱乐，如读书、看报、听音乐等分散其注意力。嘱患者积极配合治疗，尽早控制病情，从而减轻躯体不适感和紧张情绪。

3. 患者因焦虑程度严重而影响其休息或导致病情加重时，护士可遵医嘱适当使用镇静、抗焦虑药。

（六）健康指导

1. 医护人员向患者及其家属讲解心律失常的常见病因、诱因及防治知识。

2. 医护人员嘱患者注意劳逸结合、生活规律；对于无器质性心脏病的患者鼓励其积极参加体育锻炼，调整自主神经功能；对于有器质性心脏病的患者，则根据其心功能情况建议其适当活动。

3. 医护人员指导患者戒烟、酒，避免摄入刺激性食物，如咖啡、浓茶等；饮食应低脂、易消化、富营养，少食多餐，避免饱餐，保持大便通畅。心动过缓患者避免排便时屏气，以免兴奋迷走神经而加重病情。

4. 医护人员指导患者保持乐观、稳定的情绪，分散其注意力，不过分注意心悸的感受，使患者及其家属理解良性心律失常对人体的影响主要是心理上的。

5. 对于有晕厥史的患者，医护人员应嘱其避免从事驾驶、高空作业等有危险的工作，有头晕、黑矇时立即平卧，以免晕厥发作时摔伤。

6. 医护人员同患者说明服用抗心律失常药物的重要性，告知患者应遵医嘱按时、按量服药，不可随意增减药量或撤换药物，教会患者观察药物疗效和不良反应，有异常时及时就诊。

7. 医护人员教会患者及其家属测量脉搏的方法，以利于病情自我监测；嘱患者每日至少测脉搏 1 次，每次应在 1 分钟以上；教会患者、家属心肺复苏术，以备紧急救治时应用。

8. 嘱患者定期随访，经常复查心电图，及早发现病情变化。对安装人工心脏起搏器的患者及家属做好相应的指导。

第三节　心脏瓣膜病

心脏瓣膜病是由于炎症、退行性改变、黏液样变性、先天畸形、缺血性坏死、创伤等原因引起的心脏单个或多个瓣膜结构（包括瓣叶、瓣环、腱索、乳头肌）的功能或结构异常，导致瓣口狭窄和（或）关闭不全。二尖瓣最常受累，其次为主动脉瓣。

风湿性心脏瓣膜病简称风心病，是风湿热引起的风湿性心脏炎症过程所致的瓣膜损害，主要累及 40 岁以下人群，女性多于男性。近年来由于人民群众生活水平的日益提高，居住与工作条件的不断改善以及青霉素等药物在预防和治疗链球菌感染的广泛应用，我国风心病的人群患病率已有所下降，但仍是我国最常见的心脏瓣膜病。

一、二尖瓣狭窄

二尖瓣狭窄在风湿性心瓣膜病中最常见，单纯二尖瓣狭窄约占风心病的 25%。

（一）病因与发病机制

风湿热是最常见的病因，2/3 的感染者为女性，约半数患者无明显急性风湿热史，但大多有反复发生 A 组 β 溶血性链球菌咽峡炎或扁桃体炎史。患者在至少急性风湿热 2 年后才能形成明显的二尖瓣狭窄，但多次发生风湿热则出现狭窄较早。二尖瓣狭窄常伴有关闭不全及主动脉瓣病变。结缔组织病或先天性畸形，如系统性红斑狼疮心内膜炎为二尖瓣狭窄的罕见病因。

（二）临床表现

1. 症状：代偿期患者无症状或仅有轻微症状。失代偿期可有以下症状。

（1）呼吸困难：为最常见的早期症状，可随狭窄的加重出现劳力性呼吸困难、静息时呼吸困难、夜间阵发性呼吸困难、端坐呼吸甚至急性肺水肿。

（2）咳嗽：常见，尤其在冬季明显；患者平卧时出现干咳。

（3）咯血：夜间阵发性呼吸困难或咳嗽后痰液呈血性或带有血丝；重度二尖瓣狭窄时大咯血可为首发症状；急性肺水肿时咯粉红色泡沫样痰。

（4）其他：右心受累期可表现为食欲下降、恶心、腹胀、少尿、水肿等。

2. 体征

（1）重度二尖瓣狭窄常有"二尖瓣面容"，口唇及双颧发绀。

（2）二尖瓣狭窄的心脏体征。听诊心尖部可闻及第一心音亢进和开瓣音，提示瓣膜弹性及活动度尚好；如第一心音减弱或开瓣音消失，提示瓣叶钙化僵硬；心尖部可闻及局限、不传导的、低调的隆隆样舒张中晚期杂音，常可触及舒张期震颤；在舒张晚期，窦性心律时杂音较强，心房颤动时杂音较弱。

（3）肺动脉高压和右心室扩大的心脏体征。肺动脉高压时在肺动脉瓣区可闻及第二心音亢进伴分裂；伴肺动脉扩张时可在胸骨左缘第二肋间闻及递减型高调叹气样舒张早期杂音，称 Graham Steell 杂音；右心室扩大可见心前区心尖搏动比较弥散，伴相对性三尖瓣关闭不全时，在三尖瓣区可闻及全收缩期吹风样杂音，吸气时加强。

3. 并发症

（1）心房颤动：心房颤动为早期的常见并发症，可为患者就诊的首发症状，也可为首次呼吸困难发作的诱发因素以及患者体力活动受限的开始。开始可为阵发性，此后可发展为慢性心房颤动，并成为诱发心力衰竭、栓塞、急性肺水肿的主要原因之一。

（2）血栓栓塞：20%的患者可发生体循环栓塞，以脑动脉栓塞最多见，其次可见于下肢动脉、肠系膜动脉、视网膜中央动脉栓塞等。心房颤动、左心房增大、栓塞史或心排血量明显降低为其危险因素。

（3）右心衰竭：为晚期常见并发症，临床表现为右心衰竭的症状和体征。

（4）肺部感染：较常见，为诱发心力衰竭的主要原因之一。

（5）急性肺水肿：为重度二尖瓣狭窄的严重并发症，如未及时抢救，往往导致死亡。

（6）感染性心内膜炎：较少见。

（三）诊断

心尖部闻及舒张期隆隆样杂音伴 X 线或心电图示左心房增大，一般可以诊断二尖瓣狭窄，但需与左心房黏液瘤、严重主动脉瓣关闭不全、先天性心脏病所致的相对性二尖瓣狭窄等做鉴别。超声心动图对诊断及鉴别诊断具有特异性价值。

（四）治疗

1. 一般治疗

包括预防风湿热复发；呼吸困难者减少体力活动，限制钠盐摄入，口服利尿药，避免和控制急性感染、贫血等诱发急性肺水肿的因素；定期复查。

2. 并发症的处理

（1）右心衰竭：限制钠盐摄入，应用利尿药等。

（2）急性肺水肿：处理原则与急性左心衰竭所致的肺水肿相似，区别在于需避免使用以扩张小动脉为止、减轻心脏后负荷的血管扩张药，并仅在心房颤动伴快速心室率时应用正性肌力药。

（3）心房颤动：治疗以控制心室率、争取恢复和保持窦性心律、预防血栓栓塞为目的。一般急性发作应用药物及电复律，慢性者应用介入或手术治疗狭窄。

（4）预防栓塞：有栓塞史或超声检查示左心房附壁血栓者，若无抗凝禁忌，应长期服用抗凝剂，如华法林，以预防血栓形成及栓塞事件的发生。

3. 介入和手术治疗

为本病治疗的有效方法，在二尖瓣口有效面积小于 1.5 cm^2 并伴有症状时应用，包括经皮球囊二尖瓣成形术、闭式分离术、直视分离术、人工瓣膜置换术等。

二、二尖瓣关闭不全

二尖瓣关闭不全常与二尖瓣狭窄同时存在，也可单独存在。

（一）病因与发病机制

二尖瓣结构（瓣叶、瓣环、腱索、乳头肌）和左心室结构任何部分的异常均可导致二尖瓣关闭不全。

1. 瓣叶病变

风湿性损害引起瓣叶增厚、僵硬、缩短和连接处融合，使心室收缩时两瓣叶不能紧密闭合；感染性心内膜炎引起瓣叶破坏；肥厚型心肌病收缩期瓣叶异常运动导致二尖瓣关闭不全等。

2. 瓣环扩大

任何原因引起的左心室扩大均可导致二尖瓣瓣环扩大，二尖瓣瓣环退行性变和钙化可引起关闭不全。

3. 腱索病变

先天性腱索过长或获得性腱索断裂、缩短及融合均可引起二尖瓣关闭不全。

4. 乳头肌病变

冠状动脉供血不足可引起乳头肌功能失调，急性心肌梗死可发生乳头肌坏死，二者均可引起二尖瓣不同程度的关闭不全。

（二）临床表现

1. 症状

轻度二尖瓣关闭不全仅有较轻的劳力性呼吸困难，严重反流时有心排血量减少，首先出现的突出症状是疲乏无力，肺淤血的症状如呼吸困难出现较晚。

2. 体征

心尖搏动向左下移位，心脏向左下扩大。心尖部第一心音减弱，心尖区可闻及全收缩期粗糙的高调一贯型吹风样杂音，向左腋下、左肩胛下区传导。

3. 并发症

与二尖瓣狭窄相似，但感染性心内膜炎较二尖瓣狭窄时常见，而体循环栓塞比二尖瓣狭窄时少见。

（三）诊断

主要诊断依据为心尖部典型收缩期杂音，X线检查或心电图提示左心房、左心室增大，超声心动图检查有确诊价值。

（四）治疗

1. 一般治疗

包括预防感染性心内膜炎及风湿活动，定期随访。

2. 并发症的处理

（1）心房颤动：治疗基本同二尖瓣狭窄，有体循环栓塞史或超声检查见左心房血栓者应长期行抗凝治疗。

（2）心力衰竭：限制钠盐摄入，可遵医嘱应用利尿药、血管转换酶抑制剂、β受体拮抗药和正性肌力药。

3. 手术治疗

包括瓣膜修补术和人工瓣膜置换术。

三、主动脉瓣狭窄

主动脉瓣狭窄指主动脉瓣病变引起主动脉瓣开放受限、狭窄，导致左室到主动脉内的血流受阻。

（一）病因与发病机制

1. 风湿性心脏病

风湿性炎症导致瓣膜交界处粘连、融合，瓣叶纤维化、钙化、僵硬和挛缩畸形，使其开放受限，引起狭窄。主动脉瓣狭窄大多伴有关闭不全或二尖瓣病变。

2. 先天性畸形

先天性二尖瓣畸形为成人孤立性主动脉瓣狭窄的常见病因。

3. 退行性老年钙化性主动脉瓣狭窄

为65岁以上老年人单纯性主动脉狭窄的常见原因。

（二）临床表现

1. 症状

出现较晚，呼吸困难、心绞痛和晕厥为典型主动脉狭窄的三联征。

（1）呼吸困难：劳力性呼吸困难为 90% 以上有症状患者的首发症状，由肺淤血引起，进而可发生夜间阵发性呼吸困难、端坐呼吸和急性肺水肿。

（2）心绞痛：见于 60% 的有症状的患者，常由运动诱发，休息后缓解，主要由心肌缺血引起。

（3）晕厥：见于 30% 的有症状患者，多发生于直立、运动中或运动后即刻，少数在休息时发生，由体循环动脉压下降、脑循环灌注压降低、脑缺血引起。

2. 体征

心尖搏动相对局限，持续有力。在主动脉第一听诊区可闻及响亮的吹风样收缩期杂音，向颈部、胸骨左下缘和心尖区传导，常伴震颤。第一心音正常，第二心音常为单一性。动脉脉搏上升缓慢、细小而持续（细迟脉）。晚期收缩压和脉压均下降。

3. 并发症

（1）心律失常：约 10% 的患者可发生心房颤动，致左心房内压急剧升高和心排血量明显减少时可出现严重低血压、晕厥或急性肺水肿；主动脉瓣钙化侵及传导系统可致房室传导阻滞；左心室肥厚、心肌缺血可致室性心律失常。

（2）猝死：一般发生于有症状者。

（3）其他：感染性心内膜炎、体循环栓塞、心力衰竭、胃肠道出血（退行性老年钙化者）均较少见。

（三）诊断

根据主动脉瓣区典型收缩期杂音伴震颤，结合 X 线、心电图表现，临床可基本确诊。超声心动图及心导管检查有确诊价值。

（四）治疗

1. 内科治疗

主要目的为观察狭窄进展情况，为有手术指征的患者选择合理手术时间；包括预防感染性心内膜炎及风湿热复发，预防心房颤动、心绞痛发作和心力衰竭的发生。

2. 手术治疗

人工瓣膜置换术为治疗成人主动脉瓣狭窄的主要方法，重度狭窄伴心绞痛、晕厥或心力衰竭为手术的主要指征。儿童和青少年可在直视下主动脉瓣交界处分离术。

四、主动脉瓣关闭不全

主动脉瓣关闭不全是常见的心脏瓣膜病之一，常与二尖瓣狭窄同时存在。

（一）病因与发病机制

1. 风湿性心脏病

该病因约占总病因的 2/3，常合并二尖瓣损害。

2. 感染性心内膜炎

赘生物致主动脉瓣膜穿孔或瓣周脓肿，为单纯性主动脉瓣关闭不全的最常见病因。

3. 创伤

心胸部的钝挫伤伤致主动脉根部，造成瓣叶破损或急性脱垂。

4. 主动脉夹层

夹层血肿致使主动脉瓣环扩大。

5. 主动脉瓣黏液样变

该病变致使瓣叶舒张期脱垂，进入左心室。

（二）临床表现

1. 症状

急性早期可无症状，或仅有心悸、心前区不适、头部动脉强烈搏动感等；病变严重时可出现左心衰竭的表现，常有体位性头晕，心绞痛较主动脉瓣狭窄时少见，晕厥罕见；严重者可出现急性左心衰竭和严重低血压。

2. 体征

急性者常表现为心动过速，第一心音减弱，第三心音常见；慢性者为心尖搏动向左下移位，呈抬举样心尖搏动；胸骨左缘第 3、4 肋间可闻及舒张期高调叹气样舒张期杂音，向心尖部传导，坐位前倾、深呼气时容易听到。重度反流者，常可在心尖区听到舒张中晚期隆隆样杂音，严重的主动脉反流使左心室舒张压快速升高，导致二尖瓣已处于半关闭状态；收缩压升高，舒张压降低，脉压增大；周围血管征常见，包括随心脏搏动的点头征、颈动脉和桡动脉扪及水冲脉、毛细血管搏动征、股动脉枪击音等。

3. 并发症

左心衰竭为其主要并发症，亚急性感染性心内膜炎也较常见，可发生室性心律失常，但猝死少见。

（三）诊断

根据胸骨左缘第 3、4 肋间典型舒张期杂音、周围血管征、心电图、X 线表现可基本确诊，超声心动图及主动脉造影可进一步确诊。

（四）治疗

1. 一般治疗

预防风湿热复发，定期随访。

2. 手术治疗

人工瓣膜置换术为严重主动脉关闭不全的主要治疗方法，应在不可逆的左心室功能不全发生之前进行。

五、心脏瓣膜病

（一）常见护理诊断/问题

1. 体温过高

与风湿活动或合并感染有关。

2. 潜在并发症

心力衰竭、栓塞。

（二）护理措施

1. 休息

急性期及左心房内有巨大附壁血栓者应绝对卧床休息，限制活动量，协助生活护理，以减少机体消耗及防止血栓脱落造成其他部位栓塞。病情允许时应鼓励并协助患者活动下肢、按摩及用温水泡脚，防止下肢深静脉血栓形成。待病情好转后再逐渐增加活动量，避免劳累和情绪激动，预防上呼吸道感染，以免诱发心力衰竭。

2. 饮食护理

给予高蛋白、高维生素的清淡易消化饮食，以促进机体恢复，但避免进食富含维生素 K 的深色绿叶菜如菠菜，以免影响抗凝治疗效果。

3. 病情观察

注意观察患者的意识、肢体活动，警惕脑及外周动脉栓塞；观察体温变化，发热患者每 4 小时测量体温 1 次；观察有无风湿活动的表现，如皮肤环形红斑、皮下结节、关节红肿及疼痛不适等；监测其他生命体征，评估患者有无呼吸困难、乏力、心悸、食欲减退、尿少等症状；检查有无肺部湿性啰音、肝大、颈静脉怒张、身体低垂部位水肿等心力衰竭体征。

4. 降温及基础护理

体温超过 38.5 ℃时予以物理降温或遵医嘱给予药物降温，30 分钟后测量体温并记录降温效果；出汗多的患者及时擦干汗液，勤换衣裤，保持被褥干燥，防止受凉；做好口腔护理，保持口腔清洁。

5. 心力衰竭

参见本章第一节"心力衰竭"。

6. 栓塞的评估和护理

评估栓塞发生的危险因素，阅读患者的超声心动图及心电图报告，注意患者有无心房、心室扩大及附壁血栓，有无心房颤动，一旦发生脑及体循环栓塞征象，需立即报告医师，遵医嘱给予溶栓、抗凝治疗及配合抢救。

7. 用药护理

遵医嘱给予抗生素、抗风湿、抗心律失常、抗血小板聚集及血管活性药物，注意观察各种药物的疗效和不良反应，如青霉素及头孢类药物易引起过敏反应，用药前需询问有无过敏史及给予皮试。阿司匹林可导致胃肠道反应、柏油样便、牙龈出血等，不宜空腹服用。抗心律失常及血管活性药物要匀速输入，避免出现血压突然下降。

(三) 健康指导

1. 告知患者及其家属本病的病因和病程进展特点，说明本病治疗的长期性，鼓励患者树立信心，坚持治疗，以控制病情进展。有手术适应证者劝导患者尽早择期手术，以免失去最佳手术时机。

2. 日常生活中尽可能改善居住环境中潮湿、寒冷、阴暗等不良条件，保持居室内空气流通、温暖、干燥，阳光充足。平时注意防寒保暖，尽量避免上呼吸道感染，一旦发生感染，要立即遵医嘱用药治疗，预防风湿活动。

3. 指导患者合理休息、适当锻炼，保持心境平和、情绪稳定，加强营养以提高机体抵抗力。教育家属理解患者的病情并给予生活上的照顾与支持。

4. 告知患者及其家属在患者施行拔牙、内镜检查、导尿术、人工流产、分娩等手术前，主动告知医师自己有风心病病史，以便于预防性使用抗生素。

5. 育龄期妇女要根据心功能情况，在医师指导下控制好妊娠与分娩时机；病情较重不能妊娠与分娩者，医护人员应向患者及其家属做好解释工作。

6. 告知患者坚持按医嘱服药的重要性，提供有关药物使用的书面资料，并定期随诊复查，防止病情进展。

第四节 心肌病

心肌病一般指原发性心肌病，是一组原因不明、以心肌病变为主的心脏病。近年来心肌病的发病率有明显增加的趋势，青年男性发病尤多。

心肌病可分为 4 种类型，即扩张型心肌病、肥厚型心肌病、限制型心肌病和致心律失常型右心室心肌病，其中以扩张型心肌病的发病率最高。

扩张型心肌病主要特征是一侧或两侧心腔扩大（特别是左心室扩大）、室壁变薄，心室收缩泵功能障碍，产生充血性心力衰竭，以往被称为充血性心肌病。常合并心律失常，病死率较高。扩张型心肌病病因尚不清楚，近年来认为病毒感染是其重要原因，此外，与乙醇、药物中毒、代谢异常等所致各种心肌损害有关，也有学者认为扩张型心肌病是一种自身免疫过程引起的疾病。治疗原则主要针对充血性心力衰竭和各种心律失常，一般是限制体力活动，低盐饮食，应用正性肌力药物、利尿药、血管扩张药等。心脏移植术作为治疗严重心肌病的方法已得到公认，我国已有成功的病例。本病病程长短不等，心力衰竭出现的频度较高，预后不良，死亡原因多为心力衰竭和严重心律失常。

肥厚型心肌病是以心肌非对称性肥厚、心室内腔变小、左心室血液充盈受阻、舒张期顺应性下降为基本病态的心肌病。临床上根据左心室流出道有无梗阻可分为梗阻性肥厚型心肌病及非梗阻性肥厚型心肌病。梗阻性病例以主动脉瓣下室间隔肥厚明显。本病病因尚不清楚，约 1/3 患者有明显的家族史，提示与遗传因素有关，被认为是常染色体显性遗传疾病。治疗原则为弛缓肥厚的心肌，防止心动过速及维持正常窦性心律，减轻左心室流出道狭窄和抗室性心律失常，常用 β 受体拮抗药和钙通道阻滞药，如普萘洛尔、硝苯地平、维拉帕米等。若药物治疗无效可行手术或介入治疗。本病的预后因人而异，可从无症状到心力衰竭、猝死等，猝死是成人最多见的死因，在有阳性家族史的青年中尤其多发。

一、护理评估

（一）健康史

重点评估加重心肌损害的因素。扩张型心肌病诱发因素有劳累、感染、毒素作用及乙醇中毒等。情绪激动、高强度运动、高血压是促使肥厚型心肌病发病的促进因子。

（二）身体状况

1. 扩张型心肌病

起病缓慢，早期虽已有心脏扩大和心功能减退，但多无明显症状，仅在体检时发现，这一过程有时可达 10 年以上。晚期以活动后气急、心悸、胸闷、乏力、夜间阵发性呼吸困难、水肿、肝大等左心衰竭症状为主要表现，严重者出现端坐呼吸和急性肺水肿。常合并各种心律失常，如室性期前收缩、房性期前收缩、慢性心房颤动等，晚期患者常发生室性心动过速甚至心室纤颤。此外还可见心、脑、肾等脏器的栓塞现象。主要体征为可见心浊音界向两侧扩大及左、右心衰竭的体征，约 75% 的患者可闻及奔马律。

2. 肥厚型心肌病

本病起病缓慢，多数患者在 30~40 岁时出现症状，部分患者可完全无自觉症状而在体检中被发现或猝死。非梗阻性肥厚型心肌病的临床表现类似扩张型心肌病；梗阻性肥厚型心肌病最常见的症状是心悸、劳力性呼吸困难，其他表现有心绞痛、乏力、晕厥等，心绞痛与相对性心肌供血不足有关，用硝酸甘油和休息多不能缓解，晕厥常发生于运动后，与心排血量减少和严重心律失常有关，严重者甚至猝死。体检时可发现心脏轻度增大。部分患者可在胸骨左缘第 3~4 肋间或心尖部听到收缩期杂音，在屏气、剧烈运动、含服硝酸甘油时，此杂音可增强；下蹲或使用 β 受体拮抗药可使心肌收缩力降低或左心室容量增加，杂音减轻。

（三）心理-社会状况

患者由于病情漫长，反复出现心悸、气促甚至心力衰竭，逐渐丧失劳动力而致心情忧郁。患者尚有猝死的危险，会因此感到焦虑、恐惧。

二、常见护理诊断／问题

（一）活动无耐力

与心肌病变使心脏收缩力减退、心排血量减少有关。

（二）恐惧

与疾病病程长、治疗效果不明显、有猝死的危险有关。

（三）潜在并发症

1. 栓塞

该并发症与心腔内附壁血栓脱落有关。

2. 心绞痛

该并发症与心肌耗氧量增加、冠状动脉供血相对不足有关。

三、护理目标

患者活动耐力有所增加，情绪稳定，自我护理意识和能力增强，能控制心绞痛发作及防止血栓的发生。

四、护理措施

（一）限制活动

限制活动可减轻心脏负荷，减少心肌耗氧量，有利于心肌病变恢复。症状较轻者应避免过劳；症状明显者应卧床休息；已出现心力衰竭症状的患者，应绝对卧床休息。此外，肥厚性心肌病患者在运动后有发生晕厥和猝死的危险，告知患者避免剧烈的运动，如跑步、参加球赛等。

（二）饮食

加强营养，限制盐的摄入，多吃新鲜蔬菜和水果，减少油腻食品，适当补充维生素 C 和 B 族维生素。

（三）病情观察

密切观察心率、心律、血压、呼吸的变化，必要时进行心电监护。

（四）心理护理

不良情绪会使患者交感神经兴奋、心肌耗氧增加。医护人员应多与患者交谈沟通，了解其思想顾虑并给予安慰，减轻心脏负荷，从而改善心功能，延缓心力衰竭发生。

（五）用药护理

1. 扩张型心肌病

以控制心力衰竭为主，常用洋地黄类药物、利尿药、血管扩张药等。因心肌病患者对洋地黄敏感性增强，故在使用洋地黄时应密切观察，采用缓给法，剂量宜小，以免中毒；还可应用血管扩张药以减轻心脏负荷；心力衰竭者应慎用 β 受体拮抗药，以防血压过低和心动过缓。

2. 肥厚型心肌病

主要是长期应用 β 受体拮抗药和钙通道阻滞药以降低心肌收缩力，从而减轻流出道的梗阻，改善症状。心力衰竭时应慎用洋地黄类药物及利尿药，因其可使心室收缩力加强及减少心室充盈量，反而加重流出道梗阻，使病情加重。心绞痛发作时，不宜用硝酸酯类药物，以免加重左心室流出道梗阻。

（六）栓塞的预防及护理

遵医嘱给予抗凝血剂，以防血栓形成。心脏附壁血栓脱落则致动脉栓塞，发生栓塞之前一般无预兆，故需随时观察有无血尿、胸痛、咯血、失语、偏瘫等症状出现，以便及时处理。

（七）健康指导

1. 避免诱因

对扩张型心肌病患者应强调避免劳累，同时应避免病毒感染、乙醇中毒及其他毒素对心肌的损害；肥厚型心肌病患者须避免剧烈运动、持重或屏气、情绪激动、突然用力等，以免心肌收缩力增加加重流出道梗阻，从而减少猝死发生。嘱患者下蹲或起立时不宜过快，以免引起晕厥发作。有晕厥病史者，应避免独自外出。

2. 坚持药物治疗

注意洋地黄类药物的毒性反应，并定期复查，以随时调整药物剂量。严密注意病情变化，症状加重时立即就医。

3. 其他

注意防寒保暖，预防上呼吸道感染。鼓励患者与家人一起居住，不宜独居。

第五节　感染性心内膜炎

感染性心内膜炎是微生物感染所致的心内膜炎症，常伴赘生物形成。赘生物为大小不等、形状不一的血小板和纤维团块，其内含大量微生物和少量炎症细胞。最常受累部位是心瓣膜。其特征是在心瓣膜上形成赘生物和微生物经血行播散至全身器官和组织。临床特点为发热、心脏杂音、瘀点、动脉栓塞。实验室血培养阳性。本病可见于任何年龄，青年多见，男女比例约为 2∶1。感染性心内膜炎按临床病程分为急性和亚急性。

亚急性感染性心内膜炎常见致病菌为草绿色链球菌，其次为 D 族链球菌、表皮葡萄球菌，其他细菌较少见。急性感染性心内膜炎常见致病菌为金黄色葡萄球菌，少数由肺炎球菌、A 族链球菌和流感杆菌所致。

亚急性感染性心内膜炎主要发生于风湿性心脏瓣膜病患者，以二尖瓣和主动脉瓣关闭不全多见，其次为先天性心血管病患者。细菌可在咽峡炎、扁桃体炎、上呼吸道感染、拔牙、扁桃体摘除术、泌尿系器械检查或心脏手术时侵入血流，这些致病菌易黏附在损害部位心内膜上，并生长繁殖，继之血小板和纤维蛋白附着，形成赘生物。当赘生物脱落时，细菌随着赘生物进入血流，引起菌血症、败血症；赘生物碎片可引起组织器官栓塞、梗死。

本病的治疗原则是及早进行抗微生物药物治疗，剂量要足，疗程要长。

一、护理评估

(一) 健康史

了解患者有无心脏瓣膜疾病、先天性心脏病史；身体各部位是否有化脓性感染灶；近期是否进行过口腔手术，如拔牙、扁桃体摘除手术等，或泌尿系统器械检查、心导管检查及术后或检查后应用抗生素的情况。

(二) 身体状况

1. 主要症状

(1) 亚急性感染性心内膜炎起病隐匿，表现为全身不适、软弱无力、食欲不振、面色苍白、体重减轻等非特异性症状。发热在早期最常见，多呈弛张热型，午后和夜间较高，伴寒战和盗汗，头痛、背痛和肌肉关节痛也常见。

(2) 急性感染性心内膜炎以败血症为主要临床表现，起病急骤，进展迅速，患者寒战、高热、呼吸急促，伴头痛、胸痛、背痛和四肢肌肉关节疼痛，突发心力衰竭者较常见。

2. 护理体检

(1) 心脏杂音：绝大多数（约 90%）患者有病理性杂音，杂音性质的改变为本病特征性表现，急性者要比亚急性者更易出现杂音强度和性质的变化，这与赘生物的生长和破裂、脱落有关。腱索断裂或瓣叶穿孔是迅速出现新杂音的重要因素。

（2）周围体征：由感染毒素作用于毛细血管，使其脆性增加和破裂、出血或微栓塞所引起，表现如下。①瘀点：可出现于任何部位，以锁骨以上皮肤、口腔黏膜和眼结合膜等部位常见；②指（趾）甲下线状出血；③Roth 斑：为视网膜卵圆形出血斑块，其中心呈白色，亚急性者多见；④Osler 结节：分布于手指或足趾末端的掌面、足底或大小鱼际处，呈红色或紫色，略高出皮肤，并有明显压痛，亚急性者较常见；⑤Janeway 损害：位于手掌或足底处的直径为 1～4 mm 的出血红斑，急性者常见。

（3）脾大：见于病程超过 6 周的患者。

（4）贫血：主要由于感染导致骨髓抑制而引起的贫血，多为轻度、中度贫血。

3. 并发症

（1）心脏并发症：最常见的为心力衰竭，其次为心肌炎。

（2）动脉栓塞和血管损害：多见于病程后期，急性较亚急性者多见，部分患者中也可为首发症状。①脑部病变：出现脑栓塞、脑出血（由细菌性动脉瘤破裂引起）和弥漫性脑膜炎，患者出现意识和精神改变、失语、视野缺损、轻偏瘫、抽搐或昏迷等表现。②肾栓塞：常出现血尿、腰痛等，严重者可有肾功能不全。③脾栓塞：患者出现左上腹剧痛，呼吸或体位改变时加重。④肺栓塞：常出现突然胸闷、气急、胸痛、发绀、咯血等。⑤肠系膜动脉损害：可出现急腹症症状。⑥肢体动脉损害可出现受累肢体变白或发绀、发冷、疼痛、跛行，甚至动脉搏动消失。

（3）其他：可有细菌性动脉瘤、转移性脓肿等。

（三）心理-社会状况

本病治疗时间长，并有累及多个脏器的可能，患者及其家属往往焦虑不安，尤其是患者一旦出现并发症会更加紧张焦虑，患者及其家属因不能预测疾病后果而惶惶不安，急切希望尽快恢复，故能够积极配合治疗。

二、常见护理诊断/问题

（一）体温过高

与感染有关。

（二）活动无耐力

与心瓣膜破坏、关闭不全而导致血流动力学改变和心力衰竭有关。

（三）营养失调，低于机体需要量

与发热、机体消耗大、食欲不振有关。

三、护理目标

患者体温下降或恢复正常，心功能改善，活动耐力增加。营养改善，抵抗力增强。

四、护理措施

（一）控制感染

遵医嘱给予抗生素治疗，并观察用药效果。治疗时间一般为4~6周，均采用静脉给药，需坚持大剂量、全疗程、较长时间的抗生素治疗才能杀灭病原体，应严格按照时间给药，以确保维持有效的血药浓度，并注意观察药物的不良反应。高热患者应进行物理或药物降温。

（二）休息与营养

急性期应卧床休息，急性期后不宜强迫患者卧床休息，随着病情的好转，可在医生指导下实施渐进性活动计划；饮食上加强营养，给予高热量、高蛋白质、高维生素饮食。

（三）观察有无栓塞征象

一旦患者出现可疑征象，应尽早报告医生并协助处理。

（四）心理护理

对患者提出的各种疑虑，医护人员应作出清晰的解释，鼓励患者树立信心。以往经验表明，一个有信心的患者既可顺从治疗，又能增加治疗效果，促进恢复。

（五）健康指导

向患者及其家属解释有关本病的病因与发病机制、坚持抗生素足疗程治疗的重要意义。告知有心脏瓣膜病或血管畸形的患者就医时应说明自己病史。在施行口腔手术，如拔牙、扁桃体摘除术或侵入性检查及其他外科手术治疗前应预防性使用抗生素。嘱患者注意防寒保暖，保持口腔和皮肤清洁，减少病原体入侵的机会，预防上呼吸道感染。

第三章　消化内科疾病的护理

第一节　胃　炎

胃炎是指不同病因所致的胃黏膜炎症反应，是最常见的消化系统疾病之一。根据临床发病缓急和病程长短，一般将胃炎分为急性胃炎和慢性胃炎两大类型。

一、急性胃炎

急性胃炎是指由多种病因引起的急性胃黏膜急性炎症。其主要病理改变为胃黏膜充血、水肿、糜烂和出血，病变可局限于胃窦、胃体或弥漫分布于全胃。急性胃炎主要包括幽门螺杆菌感染引起的急性胃炎，如不予抗菌治疗，幽门螺杆菌可长期存在并发展为慢性胃炎。

由于胃酸的强力抑菌作用，除幽门螺杆菌外的细菌很难在胃内存活而感染胃黏膜，但在机体抵抗力下降时，可发生各种细菌、真菌、病毒引起的急性感染性胃炎。急性糜烂出血性胃炎是由各种病因引起的以胃黏膜多发性糜烂为特征的急性胃黏膜病变，常伴有胃黏膜出血，可伴有一过性浅表溃疡形成，在临床中最常见，本节予以重点讨论。

许多因素均可引起急性糜烂出血性胃炎，常见的包括如下几种。①药物：最常引起胃黏膜炎症的药物是非甾体抗炎药，如阿司匹林、吲哚美辛等，其机制可能是通过抑制胃黏膜生理性前列腺素的合成，削弱其对胃黏膜的保护作用。此外，某些抗肿瘤药、铁剂或氯化钾口服液等也可引起胃黏膜上皮损伤。

②急性应激：各种严重的脏器病变、严重创伤、大面积烧伤、大手术、颅脑病变和休克，甚至精神、心理因素等均可引起胃黏膜糜烂、出血，严重者发生急性溃疡，并可导致大量出血。虽然急性应激引起急性糜烂出血性胃炎的发病机制尚未完全明确，但多数认为在上述情况下，应激的生理性代偿功能不足以维持胃黏膜微循环正常运行，使胃黏膜缺血、缺氧、黏液分泌减少和局部前列腺素合成不足等，导致胃黏膜屏障破坏和 H^+ 反弥散进入黏膜，引起胃黏膜糜烂和出血。③乙醇：乙醇具有亲脂性和溶脂性能，可破坏黏膜屏障，引起上皮细胞损害、黏膜出血和糜烂。

主要治疗要点是针对病因治疗和对症治疗，包括去除病因，卧床休息，进食清淡流质饮食，必要时禁食。处于急性应激状态者在积极治疗原发病的同时，应使用抑制胃酸分泌或具有黏膜保护作用的药物，以预防急性胃黏膜损害的发生；药物引起者须立即停用。常用 H_2 受体拮抗药、质子泵抑制剂抑制胃酸分泌，或用硫糖铝和米索前列醇等保护胃黏膜。

（一）护理评估

1. 健康史

询问患者近期有无服用非甾体抗炎药等药物，有无大量饮酒史，有无严重脏器疾病，是否有接受过大手术、大面积烧伤、休克等病史。

2. 身体状况

（1）主要症状：大多起病较急，症状轻重不一。轻者多无明显症状，或仅有上腹部不适、腹胀、食欲减退、嗳气、恶心、呕吐等消化不良的表现，或症状被原发病掩盖。也可表现为突发的呕血和（或）黑便而就诊，大量出血可引起晕厥或休克。

（2）护理体检：可有贫血貌，体检可有上腹不同程度的压痛。

3. 心理-社会状况

患者常因急性上腹部疼痛、呕血、黑便而产生紧张、焦虑心理。

（二）常见护理诊断/问题

1. 疼痛

表现为腹痛，与急性胃黏膜炎症病变有关。

2. 知识缺乏

患者缺乏有关本病的病因及防治知识。

3. 潜在并发症

上消化道大量出血。

（三）护理目标

患者疼痛缓解或消失，了解急性胃炎相关知识。

（四）护理措施

1. 休息与活动

保持环境安静舒适。患者应注意休息，减少活动，对应激造成急性胃炎的患者应卧床休息。同时护士应做好患者的心理疏导，解除其精神紧张，保持乐观情绪。

2. 饮食护理

护士指导患者一般进少渣、温凉半流质饮食。进食应定时、有规律，不可暴饮暴食，避免辛辣刺激性食物。如有少量出血，可给予牛奶、米汤等流质以中和胃酸，有利于胃黏膜的修复。急性大出血或呕吐频繁时应禁食。

3. 病情观察

护士观察患者生命体征，记录 24 小时液体出入量，观察腹痛、呕吐、消化道出血有无好转以及皮肤温度、弹性和各种检查结果。

4. 用药护理

对于呕吐、腹泻频繁、出血量大者，护士应立即建立静脉通道，按医嘱补液，保持水、电解质平衡，根据病情需要调整输液速度，必要时配血、输血。细菌感染所致者遵医嘱选用敏感抗生素，腹痛严重者用阿托品或山莨菪碱时注意观察不良反应，剧烈呕吐可用促胃动力药，如多潘立酮、莫沙必利等，病情较重者应用抗酸药、胃黏膜保护药。

5. 评估患者对疾病的认识程度

护士鼓励患者对本病及其治疗、护理计划提问，了解患者对疾病病因、治疗及护理的认识，帮助患者寻找并及时去除发病因素，控制病情的进展。

6. 健康指导

（1）疾病知识指导：护士向患者及其家属介绍急性胃炎的有关知识、预防方法和自我护理措施。嘱其注意饮食卫生，避免过冷、过热、辛辣等刺激性食物及浓茶、咖啡等饮料，避免使用对胃黏膜有刺激的药物，必须使用时应同时服用抗酸药，嗜酒者应戒酒，防止乙醇损伤胃黏膜。

（2）嘱患者生活要有规律，保持轻松愉快的心情。

（3）嘱患者积极治疗原发病。

二、慢性胃炎

慢性胃炎是由各种病因引起的胃黏膜慢性炎症。慢性胃炎的分类方法很多，根据病理组织学改变和病变在胃的分布部位，结合可能的病因，将慢性胃炎分为非萎缩性（以往称浅表性）、萎缩性和特殊类型三大类。慢性非萎缩性胃炎是指不伴有胃黏膜萎缩性改变、胃黏膜层见以淋巴细胞和浆细胞为主的慢性炎症细胞浸润的慢性胃炎，幽门螺杆菌感染是此类慢性胃炎的主要病因。慢性萎缩性胃炎是指胃黏膜已发生了萎缩性改变的慢性胃炎，常伴有肠上皮化生。慢性萎缩性胃炎又可再分为多灶萎缩性胃炎和自身免疫性胃炎两大类。特殊类型胃炎种类很多，由不同病因所致，临床上较少见，如感染性胃炎、化学性胃炎等。慢性胃炎是一种常见病，其发病率在各种胃病中居首位。男性稍多于女性。任何年龄均可发病，但随年龄增长，发病率逐渐增高。

慢性胃炎治疗要点包括根治幽门螺杆菌感染、去除病因及对症处理等。根治幽门螺杆菌目前多采用的治疗方案为 1 种胶体铋剂或 1 种质子泵抑制剂加上 2 种抗生素，疗程为 7～14 天。抗生素有克拉霉素、呋喃唑酮等。另外，根据病因给予对症处理。如因非甾体抗炎药引起，应停药并给予抗酸药；如因胆汁反流，可用氢氧化铝凝胶吸附，或予以硫糖铝及胃动力药以中和胆盐；有胃动力学改变，可服用多潘立酮、西沙必利等。自身免疫性胃炎目前尚无特异治疗，有恶性贫血可肌内注射维生素 B_{12}。胃黏膜异型增生除给予上述积极治疗外，应定期随访。对已明确的重度异型增生患者可选择预防性内镜下胃黏膜切除术。

（一）护理评估

1. 健康史

护士了解患者的饮食习惯，是否经常饮酒、浓茶、咖啡或食用过热、过冷、过于粗糙的食物。了解患者有无吸烟嗜好。是否长期大量服用阿司匹林、吲哚美辛、糖皮质激素等药物。了解患者有无慢性心力衰竭、肝硬化、门静脉高压症、尿毒症、口鼻咽部慢性炎症病史。

2. 身体评估

（1）主要症状：慢性胃炎起病缓慢，病程迁延，缺乏特异性症状，症状轻重与胃黏膜的病变程度并不一致。大多数患者无明显症状，部分有上腹痛或不适、食欲不振、恶心、呕吐、饱胀、嗳气、反酸等消化不良的表现，症状出现常与进食有关。自身免疫性胃炎患者可出现明显畏食、贫血或体重减轻。

（2）护理体检：体征多不明显，有时可有上腹轻压痛。

3. 心理-社会状况

慢性胃炎病程迁延、反复发作，病情时轻时重，患者常担心病情恶化、癌变，故容易产生紧张、不安、失眠、焦虑等心理。

（二）常见护理诊断/问题

1. 疼痛

患者表现为腹痛，与胃黏膜炎性病变有关。

2. 营养失调，低于机体需要量

与食欲不振、消化吸收不良等有关。

3. 焦虑

与疾病迁延、担心病变发展有关。

（三）护理目标

患者腹痛是否减轻或已缓解，饮食是否恢复正常，能否正确认识疾病，心理压力是否减轻。

（四）护理措施

1. 休息与活动

护士指导患者急性发作时应卧床休息，用深呼吸或分散注意力的方法缓解疼痛。病情缓解时嘱患者进行适当的锻炼，以增强机体抵抗力。

2. 饮食护理

护士患者共同制订饮食计划，指导患者及家属改进烹饪技巧，增加食物的色、香、味，刺激患者食欲。鼓励患者少量多餐，以高热量、高蛋白质、高维生素、易消化的饮食为原则。避免摄入过热、过冷、过咸、过甜、过辣的刺激性食物。胃酸低者可给予刺激胃酸分泌的食物，如肉汤、鸡汤等；高胃酸者应避免进酸性、多脂肪食物。嘱患者定期测量体重，监测有关营养指标的变化，如血红蛋白浓度、血清清蛋白等。

3. 腹痛护理

可通过医师针灸患者内关、合谷、足三里等穴位来缓解疼痛，也可用热水袋热敷胃部，以解除胃痉挛，减轻腹痛。可用转移注意力、做深呼吸等方法来减轻焦虑，缓解疼痛。

4. 用药护理

护士应询问患者有无青霉素过敏史，遵医嘱给患者用药，应用阿莫西林过程中注意患者有无迟发性过敏反应，如皮疹。甲硝唑可引起恶心、呕吐等胃肠道反应，应在餐后半小时服用，并可遵医嘱用甲氧氯普胺、维生素 B_{12} 等拮抗。因枸橼酸铋钾在酸性环境中方起作用，故宜在餐前半小时服用。服胶体枸橼酸铋过程中可使牙、舌变黑，可用吸管直接吸入。部分患者服药后出现便秘和粪便变黑，停药后可自行消失。少数患者有恶心、一过性血清转氨酶升高等，停药后可自行消失，极少数患者可能出现急性肾衰竭。多潘立酮或西沙必利可促进胃排空，应在餐前服用，不宜与阿托品合用。

5. 心理护理

护士安慰、鼓励患者，使其树立信心，积极配合治疗，消除忧郁、恐惧心理。

6. 健康指导

（1）护士向患者及其家属讲解慢性胃炎的有关知识，指导患者注意饮食卫生，加强营养，养成规律的饮食习惯；避免过冷、过热、辛辣等刺激性食物及浓茶、咖啡等饮料；嗜酒者应戒酒，防止乙醇损伤胃黏膜。

（2）护士嘱患者避免使用对胃黏膜有刺激的药物，必须使用时应同时服用抗酸药或胃黏膜保护药；介绍药物的不良反应，指导患者定期复诊，特别是有肠上皮化生和不典型增生的患者，应强调定期复查胃镜，必要时做病理检查。

第二节　消化性溃疡

消化性溃疡（peptic ulcer，PU）主要是指胃肠道黏膜被自身消化而形成的溃疡，胃溃疡（gastric ulcer，GU）和十二指肠溃疡（duodenal ulcer，DU）最为常见。因溃疡的形成与胃酸、胃蛋白酶的消化作用密切相关，故称为消化性溃疡。本病是消化系统的常见病，全世界约有 10% 的人。在其一生中患过此病。临床上 DU 较 GU 多见，两者之比约为 3∶1。GU 的发病高峰一般较 DU 约迟 10 年，DU 好发于青壮年。男性患病较女性多。秋冬和冬春之交是本病的好发季节。

绝大多数的胃和十二指肠溃疡以内科治疗为主。消化性溃疡治疗的目的在于消除病因、缓解症状、愈合溃疡、减少复发和防治并发症。

一般治疗包括休息，合理调整饮食结构，保证生活规律，保持乐观的情绪以及戒除烟、酒、慎用非甾体抗炎药等。药物治疗方式如下。①抑制胃酸分泌的药物：目前临床上常用的抑制胃酸分泌的药物有 H_2 受体拮抗药（H_2 receptor antagonist，H_2RA）和质子泵抑制剂（proton pump inhibitor，PPI）两大类。H_2RA 主要通过选择性竞争结合 H_2 受体，使壁细胞分泌胃酸减少。常用药物有西咪替丁 800 mg/d、雷尼替丁 300 mg/d、法莫替丁 40 mg/d，三者的 1 天量可分 2 次口服或睡前顿服，服药后基础胃酸分泌特别是夜间胃酸分泌明显减少。PPI 可使壁细胞分泌胃酸的关键酶即 H^+-K^+-ATP 酶失去活性，从而阻滞壁细胞内的 H^+ 转移至胃腔而抑制胃酸分泌，其抑制胃酸分泌作用较 H_2RA 更强，作用更持久。常用药物有奥美拉唑 20 mg、兰索拉唑 30 mg 和泮托拉唑 40 mg，每日 1 次口服。②保护胃黏膜。常用的胃黏膜保护药包括硫糖铝和枸橼酸铋钾。硫糖铝和枸橼酸铋钾能黏附覆盖在溃疡面上，形成一层保护膜，从而阻止胃酸和胃蛋白酶侵袭溃疡面，此外，还可促进内源性前列腺素合成和刺激表皮生长因子分泌，使上皮重建和增加黏液、碳酸氢盐分泌。硫糖铝常用剂量是 1.0 g，每日 4 次；枸橼酸铋钾 120 mg，每日 4 次，1 个疗程为 4 周，枸橼酸铋钾还具有抑制幽门螺杆菌生长的作用。前列腺素类药物米索前列醇也具有抑制胃酸分泌、增加胃黏膜防卫能力的作用，该药可致流产，孕妇忌用。③根除幽门螺杆菌治疗。对于幽门螺杆菌阳性的消化性溃疡患者，应首先给予抗幽门螺杆菌治疗。目前常用以 PPI 或胶体铋剂为基础加 2 种抗生素的三联治疗方案。如奥美拉唑（40 mg/d）或枸橼酸铋钾（480 mg/d）加上克拉霉素（500~1 000 mg/d）和阿莫西林（2 000 mg/d）或甲硝唑（800 mg/d）。上述剂量分 2 次服，疗程 1~2 周。④手术治疗。用于大量出血经内科治疗无效、急性穿孔、瘢痕性幽门梗阻、胃溃疡疑有癌变以及内科正规治疗无效的顽固性溃疡患者可选择手术治疗。

一、护理评估

（一）健康史

评估患者有无不良的饮食习惯及烟酒嗜好，是否长期大量服用对胃黏膜有刺激作用的非甾体抗类药和糖皮质激素等。了解其性格特征，有无精神刺激、过度疲劳及溃疡家族史。询问其曾做过何种检查和治疗，结果如何。

（二）身体状况

1. 主要症状

多数消化性溃疡有慢性过程、周期性发作和节律性上腹痛的特点。上腹部疼痛是本病的主要症状，疼痛部位多位于上腹中部，稍偏右或偏左。可为钝痛、灼痛、胀痛甚至剧痛，或呈饥饿样不适感。多数患者疼痛有典型的节律，与进食有关。DU 的疼痛常在餐后 2~4 小时开始出现，持续至下次进餐后缓解，即具有疼痛—进餐—缓解的特点，也可有午夜痛。GU 的疼痛多在餐后 0.5~1 小时出现，呈进餐—疼痛—缓解的规律，午夜痛也可发生，但较 DU 少见。部分患者无上述典型疼痛，而仅表现为无规律性的上腹隐痛不适，也可因并发症而发生疼痛性质及节律的改变。少数患者可无症状，或以出血、穿孔等并发症为首发症状。消化性溃疡除上腹疼痛外，尚可有反酸、嗳气、恶心、呕吐、食欲减退等消化不良症状，也可有失眠、多汗、脉缓等自主神经功能失调表现。

2. 护理体检

溃疡活动期可有上腹部固定而局限的轻压痛，DU 压痛点常偏右。缓解期则无明显体征。

3. 特殊类型的消化性溃疡

（1）无症状性溃疡：15%~35% 的消化性溃疡患者无任何症状，多因其他疾病做胃镜或 X 线钡餐检查时偶然发现，或当发生出血或穿孔等时被发现，尤以老年人多见。

（2）老年人消化性溃疡：溃疡常较大，临床表现多不典型，症状不明显，疼痛多无规律，食欲不振、恶心、呕吐、消瘦、贫血等症状较突出，需与胃癌鉴别。

（3）复合性溃疡：胃与十二指肠同时存在溃疡，DU 常先于 GU 出现，幽门梗阻的发生率较单独 GU 或 DU 高。

（4）幽门管溃疡：较为少见，主要表现为餐后立即出现较为剧烈而无节律性的中上腹疼痛，对抗酸药反应差，易出现幽门梗阻、穿孔、出血等并发症。

（5）球后溃疡：发生于十二指肠球部以下的溃疡，其夜间痛和背部放射性疼痛较为多见，药物治疗效果差，易并发出血，X 线和胃镜检查易漏诊。

4. 并发症

（1）出血：出血是消化性溃疡最常见的并发症，约 50% 的上消化道大出血是由于消化性溃疡所致。出血引起的临床表现取决于出血的速度和量。轻者仅表现为黑便、呕血，重者可出现周围循环衰竭，甚至低血容量性休克，应积极抢救。

（2）穿孔：穿孔的表现形式有3种。溃疡位于十二指肠前壁或胃前壁，穿孔后胃肠内容物渗入腹膜腔而引起急性弥漫性腹膜炎，又称游离穿孔；溃疡穿透并与邻近器官、组织粘连，穿孔时胃肠内容物不流入腹腔，又称为慢性穿孔或穿透性溃疡，表现为腹痛规律发生改变，疼痛顽固而持久，常放射至背部；邻近后壁的穿孔只引起局限性腹膜炎，症状轻且体征较局限。

（3）幽门梗阻：见于2%~4%的病例。大多由 DU 或幽门管溃疡引起。急性梗阻多因炎症水肿和幽门部痉挛所致，梗阻为暂时性，随炎症好转而缓解；慢性梗阻主要由于溃疡愈合后瘢痕收缩而呈持久性。幽门梗阻使胃排空延迟，患者可感上腹饱胀不适，疼痛于餐后加重，且有反复大量呕吐，呕吐物为酸腐味的宿食，大量呕吐后疼痛可暂时缓解。严重频繁呕吐可致失水和低氯低钾性碱中毒，常继发营养不良。上腹部空腹振水音、胃蠕动波以及空腹抽出胃液量>200 mL 是幽门梗阻的特征性表现。

（4）癌变：少数 GU 可发生癌变，癌变率在1%以下，DU 则极少见。对长期患有 GU 的患者，年龄在45岁以上，经严格内科治疗4~6周症状无好转，粪便隐血试验持续阳性者，应怀疑癌变，需进一步检查和定期随访。

（三）心理-社会状况

医护人员了解患者患病后的心理反应，有无焦虑、恐惧等表现。询问患者对本病的认知程度和心理承受能力，了解家属及亲友的态度和经济承受能力。

二、常见护理诊断/问题

（一）疼痛

疼痛表现为腹痛，多与胃和十二指肠溃疡有关。

（二）营养失调：低于机体的需要量

与疼痛及溃疡影响消化吸收有关。

（三）体液不足

与呕吐体液丢失，而摄入减少有关。

（四）焦虑

与患者恐惧穿孔、大出血和对手术危险性的担忧有关。

（五）潜在并发症

穿孔、出血、幽门梗阻、癌变。

三、护理目标

减轻患者的疼痛和不适，营养不良和水、电解质失衡得以纠正。减轻患者压力和焦虑。预防并发症发生，一旦发生，及时处理。

四、护理措施

（一）休息与活动

溃疡活动期且症状较重者，嘱其卧床休息，病情较轻者则应鼓励其适当活动，注意劳逸结合，保证睡眠。

（二）饮食护理

为患者提供愉快舒适的进餐环境，指导患者有规律地进食，以维持正常消化活动的节律。在溃疡活动期，以少食多餐为宜，每日进餐 4~5 次，进餐时注意细嚼慢咽，避免餐间零食和睡前进食，使胃酸规律分泌，饮食不宜过饱，以免胃窦部过度扩张而增加促胃液素的分泌。选择营养丰富、易消化的食物，保证充足的营养、热量和维生素，忌饮酒、咖啡、浓茶等刺激性饮料，避免进食过冷、过热、过于坚硬、刺激的食物，症状较重的患者以面食为主，面食柔软、易消化，且其含碱，能有效中和胃酸，蛋白质类食物具有中和胃酸作用，可适量摄取脱脂牛奶，宜安排在两餐之间饮用，但牛奶中的钙质吸收有刺激胃酸分泌的作用，故不宜多饮。脂肪可使胃排空减慢，胃窦扩张，致胃酸分泌增多，故脂肪摄取应适量。监督患者定期测量体重、监测血清清蛋白和血红蛋白等营养指标。

（三）病情观察

观察患者生命体征的变化及腹痛有无减轻，应重点观察其有无上消化道出血、急性穿孔、幽门梗阻和癌变等征象，如有异常，及时报告医生并协助做好各项护理工作。

（四）腹痛的护理

帮助患者认识消化性溃疡的原因和机制，指导其去除加重和诱发疼痛的因素，指导患者缓解疼痛的方法。如 DU 表现为空腹痛或午夜痛，指导患者在疼痛前或疼痛时进食碱性食物（如苏打饼干等）或服用抗酸药。也可采用局部热敷或针灸止痛。

（五）用药护理

根据医嘱给予药物治疗，并注意观察药效及不良反应。

1. 弱酸性抗酸剂

服用氢氧化铝凝胶片剂时应嚼服，乳剂给药前要充分摇匀。抗酸剂应避免与奶制品同时服用，因两者相互作用可形成络合物。酸性的食物及饮料不宜与抗酸药同服。氢氧化铝凝胶能阻碍磷的吸收，引起磷缺乏症，表现为食欲不振、软弱无力等症状，甚至可导致骨质疏松。长期大量服用还可引起严重便秘、代谢性碱中毒与钠潴留，甚至造成肾损害。若服用镁制剂则易引起腹泻。均应在餐后 1 小时和睡前服用。

2. H_2 受体拮抗药

药物应在餐中或餐后即刻服用，也可把 1 日的剂量在睡前服用。若需同时服用抗酸药，则两药应间隔 1 小时以上。若静脉给药应注意控制速度，速度过快可引起低血压和心律失常。西咪替丁对雄性激素受体有亲和力，可导致男性乳腺发育、阳痿以及性功能紊乱，且其主要通过肾脏排泄，用药期间应监测肾功能。雷尼替丁疗效优于西咪替丁，无抗雄激素的作用。法莫替丁作用较前两者强，也无抗雄激素的作用，在用药中应注意头痛、头晕、腹泻和便秘等不良反应。罗沙替丁应注意头痛、腹泻、乏力、皮疹、感冒样症状等。

3. 质子泵抑制剂

奥美拉唑可引起头晕，特别是用药初期，应嘱患者用药期间避免开车或做其他必须高度集中注意力的工作。此外，奥美拉唑有延缓地西泮及苯妥英钠代谢和排泄的作用，联合应用时需慎重。兰索拉唑的主要不良反应包括皮疹、瘙痒、头痛、口苦、恶心、肝功能异常等，轻度不良反应不影响继续用药，较为严重时应及时停药。泮托拉唑的不良反应较少，偶可引起头痛和腹泻。

4. 其他药物

硫糖铝片宜在进餐前 1 小时服用，可有便秘、口干、皮疹、眩晕、嗜睡等不良反应。不能与多酶片同服，以免降低两者的效价。克拉霉素有纳差、乏力、恶心、头晕等不良反应。阿莫西林有腹泻、恶心、呕吐等不良反应，偶有皮疹、转氨酶增高等现象。

五、健康指导

消化道溃疡是常见的慢性病，当病情不严重时，往往患者及其家属不重视疾病状况。医护人员应向患者及其家属介绍疾病的病因、诱发因素，讲解有规律的生活和饮食调理、规范化治疗的意义，讲解消化道溃疡可以治愈，应增强患者战胜疾病的信心，使患者知道手术治疗的必要性。出院后若有不适等应立即到医院就诊。

第三节　肠结核

肠结核是结核分枝杆菌侵犯肠道引起的肠道慢性特异性感染。肠结核的临床表现为腹痛、腹部肿块、腹泻与便秘交替及全身中毒症状，多见于青壮年，女性略多于男性。

一、病因与发病机制

病原菌主要为人型结核杆菌，占90%以上，极少数为牛型结核分枝杆菌。结核分枝杆菌侵犯肠道主要是经口感染，患者多有开放性肺结核或喉结核，因经常吞咽含结核杆菌的痰液而导致发病；或经常与开放性肺结核患者共餐，忽视餐具消毒，也可被感染。肠结核也可由血行播散引起，见于粟粒型肺结核，或由腹腔内结核病灶直接蔓延，如女性生殖器结核。

肠结核的发病是人体与结核分枝杆菌相互作用的结果，经上述途径感染只是获得致病的条件。只有当人体抵抗力下降，肠道功能紊乱，侵入的结核分枝杆菌大量繁殖、数量增加、毒力增大时才会发病。

结核分枝杆菌入侵肠道后，多在回盲部引起结核病变，其他部位按发病率高低依次为升结肠、空肠、横结肠、降结肠、阑尾、十二指肠和乙状结肠等。回盲部易发生结核与以下两方面因素有关：①含结核分枝杆菌的内容物在回盲部停留时间较长，增加感染机会；②结核分枝杆菌易侵犯淋巴组织，而回盲部淋巴组织丰富。

若人体过敏反应强，肠结核病变以炎症渗出为主；当感染菌量多、毒力大时，可发生干酪样坏死，形成溃疡，称为溃疡型肠结核；如果患者机体免疫状况良好，感染较轻，则表现为肉芽组织增生、纤维化，称为增生型肠结核；兼有两种者称为混合型肠结核。

二、临床表现

肠结核多数缓慢起病，病程长，具体表现如下。

（一）症状

1. 腹痛

腹痛多位于右下腹部或脐周。疼痛性质为钝痛或隐痛，进餐可诱发或加重腹痛，伴有便意，排便或肛门排气后腹痛有不同程度的缓解。

2. 腹泻与便秘

腹泻与便秘为肠功能紊乱的表现。溃疡型肠结核主要表现为腹泻，每日排便 2~4 次，排便次数因病变严重程度和范围不同而异，病变严重而广泛时，腹泻次数增多，可达每日 10 余次。粪便为不含黏液、脓血的软便，无里急后重感。间断有便秘，大便呈羊粪状，隔数日又有腹泻。增生型肠结核多以便秘为主。

3. 腹部肿块

肿块位于右下腹，有压痛，比较固定，质地中等硬度。若溃疡型肠结核合并有局限性腹膜炎、局部病变肠管与周围组织粘连时，或同时伴有肠系膜淋巴结结核时，也可出现肿块。

4. 全身症状和肠外结核表现

溃疡性肠结核常有结核病毒血症表现，有午后低热、不规则热，伴有乏力、自汗、消瘦、贫血，也可同时存在结核性腹膜炎、活动性肺结核的相关表现。增生型肠结核一般病程较长，偶有低热，多不伴有肠外结核。

（二）体征

患者可呈慢性病容、消瘦、苍白、倦怠。增生型肠结核右下腹可触及包块，质地中等，较固定，伴有轻、中度压痛。若溃疡性肠结核合并局限性腹膜炎、局部病变肠管与周围组织粘连，或同时有肠系膜淋巴结结核时，也可出现腹部包块。

（三）并发症

并发症见于晚期患者，常有肠梗阻、结核性腹膜炎，偶见急性肠穿孔。

三、诊断

有肠外结核病史，特别是青壮年有肺结核病史。有腹泻、右下腹疼痛、低热、自汗等典型肠结核临床表现。结合 X 线胃肠钡餐检查及纤维结肠镜检查有肠结核征象。

四、治疗

肠结核治疗目的是消除症状、改善全身情况、促进病灶愈合及防治并发症。肠结核早期病变可逆，因此强调早期治疗。

（一）抗结核化学药物治疗

化疗是本病治疗的关键，多采用短程化疗，疗程为 6~9 个月，一般用异烟肼与利福平联用治疗。

（二）对症治疗

腹痛可用阿托品或其他抗胆碱能药物，摄入不足或腹泻严重者应补充水、电解质。对不完全性肠梗阻患者，需进行胃肠减压，以缓解梗阻近端肠曲的膨胀与潴留。

（三）手术治疗

当肠结核并发完全性肠梗阻、急性肠穿孔、慢性肠穿孔致瘘管形成、经内科治疗而未能闭合者、肠道大量出血后经内科积极抢救不能有效止血者以及诊断困难须剖腹探查者，需要手术治疗。

五、常见护理诊断/问题

（一）疼痛

疼痛多为腹痛，与结核分枝杆菌侵犯肠黏膜致炎性病变有关。

（二）营养失调，低于机体需要量

与结核分枝杆菌感染、消化吸收障碍有关。

（三）腹泻

与肠结核所致肠功能紊乱有关。

（四）知识缺乏

患者缺乏肠结核病的预防和治疗知识。

（五）焦虑

患者焦虑与疾病病程长、治疗疗程长有关。

六、护理措施

（一）休息

嘱患者卧床休息。待患者病情稳定后嘱患者可逐步增加活动量以增强机体抵抗力。肠结核患者常有自汗，应注意及时更换床单、衣物，保持床单位干爽。

（二）饮食护理

摄入高热量、高蛋白、高维生素、少渣又易消化的食物。有脂肪泻的患者应少食乳制品、易发酵的食物，如豆制品、富含脂肪及粗纤维的食物，以免加快肠蠕动。肠梗阻的患者应禁食。

（三）病情观察

注意观察患者的生命体征，腹痛的程度、性质及部位等，及早发现肠梗阻等并发症。每周测量患者体重，以了解营养状况。

（四）对症护理

1. 疼痛护理

护士严密观察患者腹痛的特点，评估病情进展程度；与患者交谈，分散其注意力；采用针灸、按摩等方法缓解疼痛；按医嘱给予患者解痉、止痛药物，对肠梗阻所致疼痛，应行胃肠减压，无效者需手术治疗；病情出现明显变化如腹痛明显加重、便血，应立刻通知医师，并积极配合医师采取抢救措施。

2. 腹泻护理

腹泻严重者需卧床休息，护士安排患者在离卫生间较近的房间，或室内留置便器。护士遵医嘱及时为患者补充液体、电解质、营养物质。对患者肛周皮肤进行护理，指导患者及其家属做好肛门及周围皮肤的护理，如手纸要柔软，擦拭动作宜轻柔，便后用肥皂与温水清洗肛门及周围皮肤，清洗后轻轻拭干局部，必要时局部涂抹无菌凡士林软膏或涂擦抗生素软膏以保护皮肤的完整。

（五）用药护理

遵医嘱给予抗结核药物，让患者及其家属了解有关抗结核药物的用法、作用及主要不良反应，若有不良反应出现时应及时报告医师。

（六）心理护理

向患者讲解低热、盗汗、腹痛、腹泻等症状出现的原因及有关结核病的知识，使患者认识到此病经过合理、全程化疗是可治愈的。护理人员要充分理解患者，帮助患者消除顾虑，创造一个良好的治疗环境，使患者树立战胜疾病的信心。

七、健康指导

向患者及其家属宣传坚持正规与全程治疗肠结核的重要性，帮助患者及其家属制订切实可行的用药计划，按时服药，避免漏服，切忌自行间断用药或停药。嘱患者定期门诊复查。肠结核预后取决于早期诊断与及时正规治疗，一般预后良好。肠结核的预防重点应在肠外结核的预防，特别是肺结核的早期诊断与积极治疗。注意饮食卫生，如牛奶应消毒后饮用，提倡分餐制。肠结核患者的粪便要消毒处理，防止病原体传播。嘱患者加强身体锻炼，合理营养，生活规律，保持良好心态。

第四节　溃疡性结肠炎

溃疡性结肠炎（ulcerative colitis，UC）是一种病因未明的慢性非特异性肠道炎症性疾病，病变主要限于大肠黏膜与黏膜下层，主要临床表现是腹泻、黏液脓血便、腹痛及里急后重，多见于 20～40 岁。病变位于大肠，多数在直肠和乙状结肠，可扩展至降结肠、横结肠，也可累及全结肠，病变呈连续性、弥漫性分布。

一、病因与发病机制

病因尚未完全清楚，多数研究认为该病与免疫、遗传及感染等因素有关。本病由多因素相互作用所致。

（一）免疫因素

肠黏膜免疫系统在 UC 肠道炎症发生、发展、转归过程中始终发挥作用。研究表明，UC 的 T 细胞反应低下，除免疫细胞外，肠道上皮细胞、血管内皮细胞等非免疫细胞也参与炎症反应，与局部免疫细胞相互影响而发挥免疫作用，免疫反应中释放多种肠道炎性反应的免疫因子和介质，使肠道黏膜损伤。

（二）遗传因素

经系统家族调查，显示血缘家族的发病率较高，提示遗传因素在本病发病中起一定作用。目前认为 UC 是多基因病，也是遗传异质性疾病（不同人由不同基因引起），患者在一定环境因素下由于遗传易感而发病。

（三）感染因素

本病在病理变化与临床表现方面与细菌性痢疾相似，但迄今未检出致病微生物，因此，有学者认为感染是诱发因素。

（四）环境因素

近几十年来，UC 发病率持续增高，这一现象出现在社会经济高度发达的国家，首先是北美、北欧，继而是西欧、南欧，最近是日本、南美，表明环境因素的微妙变化对本病有很重要的作用。

（五）其他

吸烟、饮食、精神、过敏等因素也与本病的发生有关系。

二、临床表现

UC 大多起病缓慢，偶有急性暴发起病。病程呈慢性经过，发作与缓解交替出现，饮食失调、劳累、精神因素、感染可使疾病复发或加重。

（一）消化系统表现

1. 腹泻和黏液脓血便：腹泻是最主要的表现，见于绝大多数患者，主要与炎症导致结肠黏膜对水钠吸收障碍以及结肠运动失常有关。黏液脓血便为炎症渗出、黏膜糜烂及溃疡所致，是本病活动期的重要表现。便血程度和大便次数反映病情严重程度。病变累及直肠、乙状结肠时伴有里急后重，可出现腹泻、便秘交替的现象，此与病变引起的直肠排空功能障碍有关。

2. 腹痛：缓解期及轻症者多无或仅有腹部不适，活动期有轻至中度腹痛，主要为左下腹或下腹部阵痛，也可涉及全腹，有腹痛—便意—便后缓解的规律。若并发中毒性巨结肠或腹膜炎，则有剧烈腹痛且呈持续性。

3. 其他：严重者出现食欲减退、恶心、呕吐、腹胀的表现。

4. 体征：轻、中型者仅有左下腹压痛，偶可触及痉挛的降结肠、乙状结肠；重症者常有明显腹部压痛、鼓肠；若出现肠穿孔、中毒性巨结肠，则有腹肌紧张、反跳痛、肠鸣音减弱等表现。

（二）肠外表现

肠外表现如外周关节炎、结节性红斑、口腔多发性溃疡、坏疽性脓皮病等。

（三）全身表现

全身表现一般出现在中、重型患者，活动期常有低热或中度发热，高热提示有并发症或急性暴发型。重症患者常出现衰弱、消瘦、低蛋白血症及水、电解质紊乱等表现。

（四）临床分型

根据疾病的病程、严重程度、范围及病期进行综合分型。

1. 临床分型：①初发型，无既往史的首次发作；②慢性复发型，最常见，常表现为发作与缓解交替；③慢性持续型，症状持续半年以上，间以症状加重；④急性暴发型，少见，起病急，病情重，全身毒血症状明显，可伴有各种并发症，易出血。上述各型可互相转化。

2. 根据病情程度：①轻度，每日腹泻少于4次，便血轻或无，无发热、脉速，贫血轻或无，红细胞沉降率正常；②重度，腹泻每日6次以上，出现明显的黏液脓血便，体温高于37.5 ℃，持续2日以上，脉搏90次/分以上，血红蛋白、白蛋白下降，红细胞沉降率增快，短期内体重明显下降；③中度，介于轻度与重度之间。

3. 根据病变范围：分为直肠炎、直肠乙状结肠炎、左半结肠炎、区域性或全结肠炎。

4. 根据病期分型：分为活动期和缓解期。

（五）并发症

可并发中毒性巨结肠、直肠结肠癌变、大出血、急性肠穿孔等。

三、诊断

临床上有反复或持续发作的腹泻、黏液血便、腹痛、里急后重、不同程度的全身中毒症状，在排除细菌性痢疾、克罗恩病、缺血性肠炎、放射性肠炎等基础上，结合结肠镜检查以及X线钡剂灌肠造影检查可确诊。

四、治疗

治疗目的是控制急性发作，缓解病情，减少复发，防治并发症。

（一）一般治疗

急性期患者卧床休息，给予流质饮食；患者需禁食者给予其静脉高营养。腹痛时给予解痉止痛药。

（二）氨基水杨酸制剂

柳氮磺吡啶为首选药物，适用于轻、中型及重型经治疗已有缓解者，发作时 4~6 g/d，分 4 次口服，病情缓解后改为 2 g/d 维持，疗程 1~2 年。

（三）糖皮质激素

适用于暴发型或重型或应用氨基水杨酸制剂无效的患者，常用氢化可的松 200~300 mg/d 或地塞米松 10 mg/d 静脉滴注，7~14 日后改为口服泼尼松 60 mg/d。病情控制后逐渐减量，直至停药。

（四）免疫抑制剂

适用于对糖皮质激素治疗效果不佳或对糖皮质激素依赖的慢性持续型病例。

（五）手术治疗

适用于并发肠穿孔、大出血、重症的患者，特别是合并中毒性巨结肠且经积极的内科治疗无效者。

五、常见护理诊断

（一）腹泻

腹泻与肠道炎性刺激导致肠黏膜对水、钠吸收障碍以及结肠运动功能失常有关。

（二）腹痛

腹痛与肠道黏膜的炎性浸润有关。

（三）营养失调，低于机体需要量

与频繁腹泻、吸收不良有关。

（五）焦虑

与患者频繁腹泻、疾病迁延不愈有关。

六、护理措施

（一）休息与体位

活动期患者应充分休息，减少精神和体力负担。给患者提供安静、舒适的休息环境，使患者身心得到全面的休息，以减少胃肠蠕动，减轻症状。

（二）饮食护理

给予患者易消化、少纤维素、高热量、高蛋白质、少渣软食。急性发作期和暴发型患者应进食无渣流质或半流质饮食，避免摄入生冷及含纤维素多的食物，忌食牛乳和乳制品。病情严重者应禁食并行胃肠外营养，使肠道得以休息，以利于减轻炎症、控制症状。

（三）病情观察

观察患者腹泻的次数、量、性质，有无腹痛、发热、恶心、呕吐等伴随症状；观察患者有无口渴、疲乏无力、尿量减少等脱水表现；观察其有无电解质紊乱、酸碱失衡的表现；还应观察患者进食情况，嘱其定期测量体重；监测患者粪便检查结果和生化指标变化。

（四）对症护理

针对腹泻进行护理。详见本章第三节"肠结核"。

（五）用药护理

护理人员应向患者及其家属做好有关用药的解释工作，如药物的用法、作用、不良反应等。柳氮磺胺吡啶既可出现恶心、呕吐、食欲不振等消化系统不良反应，又可引起皮疹、粒细胞减少、自身免疫性溶血、再生障碍性贫血等，饭后服用可减少消化道症状。嘱患者服药期间应定期复查血常规，出现不良反应时要及时报告医师。应用糖皮质激素的患者要注意激素用量和不良反应，嘱患者不可随意停药。对于采用灌肠疗法的患者，应指导患者尽量抬高臀部，从而延长药物在肠道内的停留时间。

（六）心理护理

由于 UC 病程较长，症状反复出现，患者缺乏战胜疾病的信心，思想顾虑较重，久而久之患者会有抑郁或焦虑。护理人员应耐心向患者做好宣传、解释工作，使其认识到积极配合治疗、良好的心态调节可使症状得到较好控制和长期缓解，帮助患者树立战胜疾病的信心和勇气。

七、健康指导

医护人员指导患者从休息、饮食等方面加强自我护理，以控制病情的发展，逐步缓解病情，直至康复。嘱患者生活要有规律，注意劳逸结合。病情为轻度的患者可从事一般工作。

　　指导患者及其家属正确认识疾病，以减轻患者心理压力，使其保持心情舒畅。告知患者及其家属坚持用药的重要性，说明药物的具体服用方法及有关不良反应。告知患者不要随意停药，服药期间要定期复查血常规。

第四章　泌尿内科疾病的护理

第一节　肾小球肾炎

一、急性肾小球肾炎

急性肾小球肾炎，简称急性肾炎。该病起病急，以血尿、蛋白尿、水肿和高血压为特征的肾脏疾病，可伴有一过性肾损害，多见于链球菌感染后，其他细菌、病毒和寄生虫感染后也可引起。本节主要介绍链球菌感染后急性肾炎。

本病好发于儿童，发病前常有前驱感染，多为乙型溶血性链球菌感染所致的上呼吸道感染或皮肤感染，疾病潜伏期为1~3周，其中皮肤感染引起潜伏期较呼吸道感染稍长。该病病情轻重不一，轻者可无明显临床症状，仅表现为镜下血尿及血清补体异常，典型者呈急性肾炎综合征表现，重者可发生急性肾损伤。大多数预后良好，一般在数月内痊愈。本病为自限性疾病，无特效治疗，主要在于休息和对症治疗、防治急性期并发症、保护肾功能。

（一）护理评估

1. 健康史

护士评估患者起病前1~3周有无链球菌感染史，如急性扁桃体炎、咽炎、皮肤脓疱疮；评估患者年龄，既往就诊史及用药情况。

2. 身体状况

本病起病较急，患者病情轻重不一，典型者呈急性肾炎综合征的表现。

（1）尿液改变：起病初期，多数患者可发生尿量减少，尿量常降至每日

400~700 mL，1~2周后逐渐增多，重症患者可出现少尿和无尿。血尿常为首发症状，几乎所有患者均有血尿，约30%出现肉眼血尿。肉眼血尿多于数日或1~2周转为镜下血尿，镜下血尿持续时间较长，常为3~6个月或更久。绝大多数患者有蛋白尿，程度不等，多为轻、中度，少数为大量蛋白尿。

（2）水肿：常为首发症状，见于80%以上的患者，轻者仅见眼睑、颜面水肿，晨起明显，重者遍及全身，可伴有双下肢凹陷性水肿，少数严重者可出现胸腔积液和腹水。

（3）高血压：见于80%左右的患者。多为一过性高血压，利尿后血压可很快恢复正常。严重高血压较少见，重者可发生高血压脑病。

（4）肾功能减退：部分患者在起病早期可因尿量减少而出现一过性的肾功能减退，表现为血肌酐轻度升高，常于1~2周后，随尿量增加而恢复正常，仅极少数患者可出现急性肾损伤。

（5）并发症。①心力衰竭：该并发症以老年患者多见，多于起病后1~2周内发生，但也可为首发症状，其发生与严重的水钠潴留和高血压有关；②高血压脑病：以儿童多见，多发生于病程早期；③急性肾损伤：极少见，为急性肾炎死亡的主要原因，多数可逆。

3. 心理-社会状况

由于本病起病较急、病情发展快，少数患者出现肾功能损伤，后续需进行透析治疗等治疗措施，这常使患者及其家属感到焦虑不安，出现紧张、抑郁、恐惧等消极的心理反应。

4. 实验室及其他检查

（1）尿液检查：几乎所有患者均有镜下血尿，尿中红细胞为畸形红细胞。尿沉渣中常有红细胞管型、颗粒管型，还可见白细胞管型、上皮细胞管型。患者常有尿蛋白。

（2）血常规检查：可有轻度贫血，血沉在急性期常加快。

（3）免疫学检查：抗链球菌溶血素"O"抗体滴度明显升高表明近期有链球菌感染，多在感染后2~3周出现，3~5周滴度达高峰，而后逐渐下降。发病初期总补体（CH50）及C3下降，8周内逐渐恢复至正常水平。

（5）肾功能检查：可有轻度肾小球滤过率降低，出现一过性血清肌酐升高。

（二）常见护理诊断/问题

1. 体液过多

与肾小球滤过率下降导致水钠潴留有关。

2. 活动无耐力

与疾病所致高血压、水肿等有关。

3. 潜在并发症

急性左心衰竭、高血压脑病、急性肾损伤。

4. 知识缺乏

缺乏自我照顾的有关知识。

5. 有皮肤完整性受损的危险

与皮肤水肿、营养不良有关。

（三）护理目标

患者尿量恢复正常，水肿明显减轻或消退。患者住院期间无严重左心衰竭、高血压脑病、急性肾衰竭等情况发生，或发生时能得到及时发现和处理。让患者及其家属了解休息、限制活动的意义，理解调整饮食的必要性，配合治疗与护理。

（四）护理措施

1. 饮食护理

患者患病急性期应严格限制钠的摄入以减轻水肿和心理负担。一般每日盐的摄入应低于 3 g，待病情好转、水肿消退、血压下降后由低盐饮食转为正常饮食。少尿者还应注意水和钾的摄入。另外，应根据肾功能调节蛋白质的摄入量，同时给予足够的热量和维生素。

2. 休息

急性期患者应绝对卧床休息，症状明显的患者卧床休息 4~6 周，待水肿消退、肉眼血尿消失、血压恢复正常后，方可逐步增加活动量。1~2 年内应避免重体力活动和劳累。

3. 皮肤护理

由于患者水肿，其皮肤表面张力增高，甚至皮肤有渗液及出现皮肤受压部位的潮红、破溃，故应加强皮肤护理。

4. 病情观察

（1）护士及照顾者准确记录患者 24 小时的液体出入量，若持续少尿，提示可能有急性肾衰竭；若患者尿量增加、肉眼血尿消失则提示病情好转。

（2）注意观察患者水肿情况，包括水肿的分布、部位、特点、程度及消长等，定期测量患者的体重、腹围，并注意其变化情况。

（3）严密观察患者有无心、脑等重要器官损害的表现，以及有无电解质紊乱。

5. 用药护理

患者使用利尿药时应注意观察患者尿量、水肿、血压变化，观察水、电解质紊乱的症状。使用降压药时应定期检测血压，还应防治直立性低血压；如应用硝普钠，应新鲜配制，避光，准确地控制液体速度及浓度，以避免遇光后变色，影响疗效。

6. 健康指导

护士向患者及其家属介绍本病为自限性疾病，预后良好。介绍发病因素及防治方法，告知患者应休息及对症治疗，尤其是向患者及家属强调限制患者活动是控制患者病情进展的重要措施，说明锻炼身体、增强体质、避免或减少上呼吸道感染、彻底清除感染灶是预防的主要措施，出院后应适当地限制患者活动，定期门诊随访。

二、慢性肾小球肾炎

慢性肾小球肾炎简称慢性肾炎，是一组病情迁延、病变进展缓慢，最终将发展成为慢性肾衰竭的原发性肾小球疾病。临床上以水肿、高血压、蛋白尿、血尿为基本表现。由于病理类型及病变所处的阶段不同，疾病表现呈多样化。病情时轻时重，个体间差异较大。以青、中年男性患病居多，病程常超过 1 年或长达 10 年以上。

慢性肾炎的致病原因仍不甚清楚，仅少数患者由原发性肾小球疾病迁延不愈转变而来。慢性肾炎的治疗以防止或延缓肾功能进行性恶化、改善或缓解临床症状及防止严重并发症为主要目的。使用单一药物治疗，疗效常不满意，应采取综合性防治措施。①积极控制高血压，但降压不宜过快、过低，以免降低肾血流量。②限制食物中蛋白质的摄入，尽量食用优质蛋白，可辅以多种必需氨基酸，以弥补体内必需氨基酸的不足。低蛋白饮食可降低肾小球内压力，减少近端小管 NH_4^+ 的生成，减轻由此而引起的肾小管、肾间质的炎症性损伤。③应用抗血小板药物，因慢性肾炎患者可能出现高凝状态，使用抗血小板药物具有稳定肾功能的作用。④避免加重肾功能损害的因素，如感染、脱水、劳累、妊娠及应用肾毒性药物等均导致肾功能恶化，应予以避免。

（一）护理评估

1. 健康史

主要询问患者有无急性肾炎病史，有无与慢性肾小球肾炎发病密切相关的病毒、细菌感染史。此次发病前1周，有无感染、脱水、过度劳累、妊娠和应用肾毒性药物等诱发因素。

2. 身体状况

（1）尿液改变。①蛋白尿：该表现为慢性肾炎必有的表现，有些患者可出现大量蛋白尿而表现为肾病综合征，大量蛋白尿持续存在可促使慢性肾炎病变进展。②血尿：大多数为镜下血尿，也可为肉眼血尿。③尿量变化：多数患者尿量减少，一般每日在1 000 mL以下，少数可出现少尿；肾小管功能损害较明显者，尿量增多，并伴有夜尿量增多。

（2）水肿。水肿是水钠潴留和低蛋白血症所致。多为晨起时眼睑、颜面水肿，下午或劳累后出现下肢轻度至中度凹陷性水肿。

（3）高血压。高血压的出现与水钠潴留、血中肾素和血管紧张素的增加有关。患者常有持续性的中度及以上的高血压，有肾衰竭时90%以上的患者有高血压。个别患者的高血压可能是其主要的、十分突出的症状，并可同时出现与高血压有关的心、脑血管的并发症。

（4）肾功能损害表现。肾功能呈慢性进行性损害，早期可逐渐出现夜尿量增多，进一步发展则出现疲倦、乏力、头痛、失眠、食欲减退、营养不良、贫血等表现。进展速度主要与相应的病理类型有关。已有肾功能不全的患者在感染、劳累、失血、脱水、血压增高或应用肾毒性药物时，肾功能可急剧恶化；若能及时去除这些诱因，肾功能仍可得到一定程度的恢复。

（二）护理诊断/问题

1. 体液过多

与肾功能受损，肾小球滤过率下降导致水钠潴留等有关。

2. 营养失调，低于机体需要量

与慢性病程消耗过多及限制蛋白质摄入等有关。

3. 焦虑

与病程长、治疗效果不理想有关。

4. 潜在并发症

慢性肾衰竭。

（三）护理目标

患者水肿明显减轻或消退。膳食合理，能摄取足够的营养，贫血及低蛋白血症得到纠正。患者能正确面对疾病的现状，情绪稳定，焦虑感减轻或消失。

（四）护理措施

1. 一般护理

患者增加卧床休息的时间，尤其是对于全身重度水肿、血压升高或有器官功能损害的患者。长期卧床者应注意活动下肢，以防止静脉血栓形成。告知患者不良的心理反应可造成肾血流量的减少，加速肾功能的减退，应避免长期精神紧张、焦虑、抑郁状态等，保持良好的心态，坚持合理的防治方案，对预后有积极、良好的作用。注意口腔卫生，护士做好口腔护理。

2. 皮肤护理

护士督促患者保持皮肤清洁，养成良好的卫生习惯，对长期卧床的水肿患者应防止发生压疮。

3. 饮食护理

（1）低蛋白饮食：坚持低蛋白饮食是病情发展的重要措施。每日蛋白质摄入量为 0.6~0.8 g/kg，其中 60% 以上为高生物效价蛋白质（如瘦肉、鱼、禽、蛋、奶类）；对于已发生慢性肾衰竭的患者，可根据肾小球滤过率调节蛋白质的摄入量。

（2）保证热量供给，以免加重负氮平衡。热量一般为每日 125.5 kJ/kg，其中饱和脂肪酸和非饱和脂肪酸的比例为 1∶1，其余的热量由碳水化合物供给。注意补充各种维生素。

（3）限水、限盐：应根据水肿及血压升高的程度控制水及钠盐的摄入。重度水肿、无尿患者按照"量出为入"的原则补充入液量，宜控制在前一日尿量的基础上加 500 mL。

4. 病情观察

（1）严格记录患者 24 小时的液体出入量，注意水肿的分布、部位、特点、程度及消长等，在相同条件下定期测量患者的体重、腹围，注意其变化情况；观察患者有无出现胸腔积液、腹腔积液等全身水肿的征象。

（2）密切观察生命体征，特别是血压的变化；注意肾衰竭、高血压脑病、循环衰竭、肺梗死、肢体静脉血栓形成等征象和有无呼吸道、泌尿道、皮肤等部位感染的发生。出现异常应及时通知医生处理，并配合做好相应的护理。

5. 用药护理

护士准确执行医嘱，密切观察治疗效果及不良反应。①利尿药：长期使用可出现电解质紊乱、高凝状态和加重高脂血症等不良反应。呋塞米等强效利尿药有耳毒性，应避免与链霉素等氨基糖苷类抗生素同时使用。②糖皮质激素：长期使用的患者可出现水钠潴留、高血压、动脉粥样硬化、糖尿病、精神兴奋性增高、消化道出血、骨质疏松、继发感染等。③环磷酰胺：容易引起骨髓抑制、肝损害、脱发等，行大剂量冲击疗法时，应对患者实行保护性隔离，防止继发感染。④降压药：应用过程中，应定时观察血压的变化，降压不宜过快或过低，以免影响肾灌注；长期服用者，应使患者充分认识降压治疗对保护肾功能的作用，嘱患者不可擅自改变药物剂量或停药，以确保满意的疗效。肾功能不全的高血压患者在使用血管紧张素转换酶抑制剂时，要注意监测患者有无高钾血症等。⑤血小板抗聚药：使用时应注意观察患者有无出血倾向，监测出、凝血时间等。

6. 特殊护理

需施行肾活组织检查者，实施前向患者应做好解释工作和术前准备工作。

7. 健康指导

护士告知患者应避免受凉，预防感染；保持乐观情绪，注意劳逸结合，避免剧烈运动和过重的体力劳动。学会自我监测水肿、尿量、尿色、血压等变化。长期坚持低蛋白饮食，避免使用肾毒性药物。定期门诊随访，复查尿常规及肾功能，以利早期发现病情变化并得到及时治疗。

第二节　肾病综合征

肾病综合征是指由各种肾脏疾病所致，以大量蛋白尿（尿蛋白>3.5 g/d）、低蛋白血症（血浆清蛋白<30 g/L）、水肿、高脂血症为临床表现的一组综合征。

肾病综合征可分为原发性和继发性两大类。原发性肾病综合征是指原发于肾脏本身的肾小球疾病，急性肾炎、急进性肾炎、慢性肾炎均可在疾病发展过程中发生肾病综合征。继发性肾病综合征是指继发于全身性或其他系统的疾病，如系统性红斑狼疮、糖尿病、过敏性紫癜、肾淀粉样变性、多发性骨髓瘤等。本节仅讨论原发性肾病综合征。

本病治疗要点如下。①一般治疗。水肿明显者应卧床休息，并限制水、盐摄入。肾功能正常者可按正常量给予优质蛋白，肾功能减退者给予优质低蛋白，同时注意补充各种维生素。②对症治疗。利尿消肿：多数患者经使用糖皮质激素和限水、限钠后可达到利尿消肿目的。经上述治疗水肿不能消退者可用利尿药，轻度水肿常口服氢氯噻嗪 25~50 mg，或加服氨苯蝶啶 50 mg，每日 2~3 次。重度水肿可静脉注射袢利尿药，如呋塞米，20~120 mg/d。减少尿蛋白：持续大量蛋白尿可致肾小球高滤过，加重损伤，促进肾小球硬化。应用血管紧张素转化酶抑制剂或血管紧张素 II 受体拮抗药可以有效控制高血压，还可以达到不同程度的减少尿蛋白的作用。降脂治疗：高脂血症可加速肾小球疾病的发展，增加心、脑血管病的发生概率，以羟甲基戊二酰辅酶 A 还原酶抑制剂（如洛伐他汀）等作为首选的降脂药。③免疫抑制治疗。糖皮质激素可抑制免疫反应，减轻、修复滤过膜损害，并有抗炎、抑制醛固酮和抗利尿激素等作用。糖皮质激素的使用原则为起始足量、缓慢减药和长期维持。目前常用药为泼尼松，开始口服剂量 1 mg/（kg·d），8~12 周后每 2 周减少原用量的 10%，当减至 20 mg/d 时，应更加缓慢减量，最后以最小有效剂量维持 6~12 个月。糖皮质激素可采用全天量顿服；维持用药期间，也可采用隔天 1 次顿服两天剂量，以减轻糖皮质激素的不良反应。细胞毒药物可用于"激素依赖型"或"激素抵抗型"肾病综合征，常与糖皮质激素合用。环磷酰胺为最常用的药物，每日 100~200 mg，分 1~2 次口服，或隔天静脉注射，总量达到 6~8 g 后停药。环孢素用于糖皮质激素抵抗和细胞毒药物无效的难治性肾病综合征。常用剂量为 3~5 mg/（kg·d），分 2 次口服。服药 3~6 个月后缓慢减量，共服 1 年左右。

一、护理评估

（一）健康史
护士应注意了解患者起病的过程、有无感染或劳累等诱因、病程长短、是首次发病还是复发等。了解患者饮食情况、浮肿的部位及程度、尿量及性质、曾有的检查、用药情况等。

（二）身体状况
典型原发性肾病综合征的临床表现如下。

1. 大量蛋白尿

典型病例可有大量蛋白尿（尿蛋白>3.5 g/d），多以白蛋白为主。其发生机制为肾小球滤过膜的电荷屏障受损，致使原尿中蛋白含量增多，当超过近曲小管的重吸收量时，形成大量蛋白尿。

2. 低蛋白血症

血浆白蛋白低于30 g/L，主要为大量白蛋白自尿中丢失所致。除血浆白蛋白降低外，血中免疫球蛋白、抗凝及纤溶因子、金属结合蛋白等其他蛋白成分也可减少。

3. 水肿

水肿是肾病综合征最突出的体征，其发生与低蛋白血症所致血浆胶体渗透压明显下降有关。严重水肿者可出现胸腔积液、腹腔积液以及心包积液。

4. 高脂血症

肾病综合征常伴有高脂血症。其中以高胆固醇血症最为常见；甘油三酯、低密度脂蛋白胆固醇、极低密度脂蛋白胆固醇也常可增加。

5. 并发症

（1）感染：为肾病综合征最常见的并发症，是肾病综合征患者的主要死亡原因之一。主要由于肾病患者免疫功能紊乱、蛋白质营养不良及长期应用糖皮质激素和（或）免疫抑制剂治疗等，使患者常合并各种感染，常见的感染部位有呼吸道、皮肤、泌尿道等。

（2）血栓、栓塞：由于肝脏合成的凝血因子和纤维蛋白原增加、尿中丢失了抗凝血酶Ⅲ、高脂血症时血液黏滞度增高、血流缓慢、血小板聚集增加等原因，使肾病综合征患者常存在高凝状态，易形成血栓。临床以肾静脉血栓最常见，表现为腰痛或腹痛、肉眼血尿或急性肾衰竭。

（3）急性肾损伤：多数为低血容量所致的肾前性氮质血症，经扩容、利尿治疗后多可恢复，少数可发展为肾实质性急性肾损伤，表现为无明显诱因出现少尿、无尿，经扩容、利尿无效，其发生机制可能是肾间质高度水肿压迫肾小管及大量蛋白管型阻塞肾小管，导致肾小管高压，肾小球滤过率骤减所致。

（4）其他：长期高脂血症易引起动脉粥样硬化、冠心病等心血管并发症；长期大量蛋白尿可导致严重蛋白质营养不良，儿童生长发育缓；免疫球蛋白减少致机体抵抗力下降，易发生感染；金属结合蛋白丢失可致体内铁、锌、铜缺乏，以及钙、磷代谢障碍。

（三）心理-社会状况

由于本病病程长、易复发，医护人员应了解首次发病的患者及其家属对本病的认识程度。对于复发患者，应评估其对治疗是否有信心。还应注意评估患者对长期应用糖皮质激素造成的形象改变有否自卑心理及对治疗的依从性。

二、常见护理诊断/问题

（一）体液过多

与低蛋白血症等导致的水钠潴留有关。

（二）营养失调，低于机体需要量

与大量蛋白丢失有关。

（三）有感染的危险

与免疫力下降、糖皮质激素的使用有关。

（四）皮肤黏膜完整性受损的危险

与高度水肿有关。

（五）潜在并发症

急性肾衰竭、电解质紊乱、血栓及栓塞等。

（六）自我形象紊乱

与长期应用糖皮质激素有关。

（七）焦虑

与病情反复及病程长有关。

三、护理目标

患者于4~6周内水肿消退，体液分布正常。患者能摄入足够的营养物质。住院期间未并发皮肤损伤及感染，无高血压、电解质紊乱发生。患者对外形改变造成的影响有正确的认识。患者及其家属对疾病有较正确的认识，焦虑情绪减轻。

四、护理措施

（一）休息

患者除了存在严重水肿和高血压外，一般无须卧床休息，即使卧床也要经常变换体位，以防止血栓形成。

（二）饮食护理

若患者出现明显水肿或高血压时，短期应限制钠盐的摄入，一般盐摄入量<3 g/d，病情缓解后不必继续限盐，供给足够的热量，每日不少于 1260 kJ（30 kcal/kg）。肾功能正常时给予正常量的优质蛋白质，但当肾功能减退时，给予优质低蛋白质。另外，需注意补充各种维生素和矿物质。

（三）预防感染

与感染性疾病患者分室收治，病房每日进行空气消毒，减少探视人数。

（四）皮肤护理

保持患者皮肤清洁、干燥。臀部和四肢水肿严重时，受压部位可垫棉圈或用气垫床；阴囊水肿用棉垫或吊带托起，皮肤破损可涂碘伏预防感染。

（五）观察药物疗效及不良反应

1. 糖皮质激素

治疗期间注意患者每日血压、尿量、尿蛋白、血浆蛋白的变化情况。护士应严格遵医嘱发药，保证患者服药。注意观察糖皮质激素的不良反应，如高血压、库欣综合征、消化性溃疡、骨质疏松等，遵医嘱及时补充维生素 D 及钙剂，以免发生骨质疏松或手足搐搦。

2. 利尿药

给严重水肿的患者应用利尿药时应特别注意患者的尿量和血压，因患者循环血量降低，大量利尿可加重血容量不足，导致低血容量性休克和静脉血栓；还应注意患者是否存在电解质紊乱。

3. 细胞毒药物

应用环磷酰胺时，需注意白细胞计数，注意患者是否出现胃肠道反应及出血性膀胱炎等，注意用药期间多饮水和定期查血常规。

4. 并发症防治

预防和治疗血栓和栓塞的情况。抗凝和溶栓疗法能改善肾病的临床症状，改变患者对糖皮质激素的效应，从而达到理想的治疗效果。用药过程中注意监测凝血时间及凝血酶原时间。

（六）心理护理与健康教育

护士向患者强调糖皮质激素治疗的重要性，使患者主动配合并坚持按计划用药，尤其避免骤然停药，指导家属做好出院后的家庭护理。重点强调预防感染的重要性，使患者能采取有效措施避免感染，不去公共场所，避免复发。关心、爱护患者，多与患者交谈，指导家属多给予患者心理支持，使其保持良好的情绪；嘱患者在疾病恢复期可以参加一些轻松的娱乐活动，安排一定的工作，以增强患者的信心，积极配合治疗。同时做好患者的心理指导，防止因糖皮质激素导致自我形象紊乱而引起自卑、焦虑的心理。嘱患者定期进行门诊随访。

第三节　肾盂肾炎

肾盂肾炎是尿路感染中的一种重要临床类型，是由细菌（极少数为真菌、病毒、原虫等）直接引起的肾盂、肾盏和肾实质的感染性炎症。本病好发于女性，女∶男约为 8∶1，尤以婚育龄女性、女性幼婴和老年妇女患病率较高。

一、病因与发病机制

（一）病因

本病为细菌直接引起的感染性肾脏病变，近年也有认为细菌抗原激起的免疫反应可能参与慢性肾盂肾炎的发生和发展过程。致病菌以肠道细菌为最多，大肠埃希菌占 60% 以上，其次依次是副大肠埃希菌、变形杆菌、葡萄球菌、粪链球菌、产碱杆菌、铜绿假单胞菌等，偶见厌氧菌、真菌、病毒和原虫感染。有尿路器械检查史或长期留置尿管者可感染铜绿假单胞菌；白色葡萄球菌感染多发生于性生活活跃的女性；变形杆菌多发生于尿路结石的患者；另外，糖尿病和免疫功能低下者可伴发尿路真菌感染。

（二）发病机制

1. 感染途径

（1）上行感染：最常见。尿道口周围正常情况下有细菌寄居（主要来自肠道），当机体抵抗力下降或尿路黏膜损伤（如尿液高度浓缩、月经期间、性生活后），或入侵细菌黏附于尿路黏膜且上行传播能力强时，细菌会侵入尿道并沿尿路上行到膀胱、输尿管、肾盂及肾实质，导致感染。因女性的尿道较男性短而宽，且尿道口离肛门近，因此常被细菌污染，故感染机会增高。

（2）血行感染：较少见。细菌由体内慢性感染病灶（如慢性扁桃体炎、鼻窦炎、龋齿、皮肤感染等）侵入血流，由血液循环到达肾脏，引起炎症。

（3）淋巴管感染：更少见。有学者认为，下腹部和盆腔器官的淋巴管与肾周围的淋巴管有多数交通支，在升结肠与右肾之间也有淋巴相通。因此，当盆腔器官有炎症，或患有阑尾炎、结肠炎时，细菌可经淋巴管引起肾盂肾炎。

（4）直接感染：外伤或肾周围器官发生感染时，该处细菌可直接侵入引起感染。

2. 机体防御能力

（1）正常情况下，尿道口周围有少量细菌寄居或侵入肾，但并不会引起肾盂肾炎，这与机体的防御能力有关。排尿可将部分细菌冲出体外。

（2）尿路黏膜会分泌有机酸、IgG、IgA，有吞噬细胞的作用，男性排泄的前列腺分泌物含有抗菌成分，对尿道后段有杀菌作用。尿液 pH 低，含有高浓度尿酸及有机酸，且尿液呈高渗透压，不利于细菌生长。

（3）尿道上皮细胞可分泌黏蛋白，涂布于尿路黏膜表面，构成防止细菌入侵的保护层。

3. 易感因素

（1）尿流不畅和尿路梗阻：是最主要的易感因素，如尿道狭窄、包茎、尿路结石、尿道异物、肿瘤、前列腺肥大、女性膀胱梗阻、神经性膀胱、膀胱憩室、妊娠子宫压迫输尿管、肾下垂等。此外，肾小管和集合管内有结晶（如高尿酸血症）等沉积时，细菌容易在肾内停留、生长、繁殖而感染。

（2）尿路畸形或功能缺陷。肾发育不全，肾、肾盂、输尿管出现畸形如多囊肾、铁蹄肾、海绵肾和巨大输尿管等，均使局部组织对细菌抵抗力降低而导致细菌感染。

（3）机体免疫力低下。慢性全身性疾病患者如糖尿病、慢性肾脏疾病、肿瘤、贫血、营养不良及长期应用免疫抑制剂者可使机体抵抗力下降而发生感染。

（4）其他。尿道口或尿道口周围有炎症病变如尿道旁腺炎、阴道炎、前列腺炎、会阴部皮肤感染等，细菌会沿尿路上行引起肾盂肾炎。

二、临床表现

（一）急性肾盂肾炎

1. 全身表现

起病急，常有寒战、高热（体温可达 39 ℃以上）、全身不适、疲乏无力、食欲减退、恶心、呕吐，甚至腹痛或腹泻等。血培养可阳性。如高热持续不退，提示并发尿路梗阻、肾周脓肿或败血症等。

2. 泌尿系统表现

可有或无尿频、尿急、尿痛、耻骨弓上不适等尿路刺激征，常伴腰痛或肾区不适，肋脊角有压痛和（或）叩击痛，可有脓尿和血尿。

3. 尿液变化

外观混浊，可见脓尿或血尿。临床上轻症患者全身症状可不明显，仅有尿路局部改变和尿液变化。上行感染发病者多有明显尿路局部症状，而血行感染致病时全身表现较突出。

4. 并发症

（1）肾乳头坏死。常发生于严重的肾盂肾炎伴糖尿病或尿路梗阻时，可出现败血症、急性肾衰竭等。临床表现为高热、剧烈腰痛、血尿，可有脱落的坏死组织从尿中排出，发生肾绞痛。

（2）肾周围脓肿。常由严重的肾盂肾炎直接扩散而来，多有尿路梗阻等易感因素。患者原有的临床表现加重，常出现明显单侧腰痛，向健侧弯腰时疼痛加剧。

（二）慢性肾盂肾炎

慢性肾盂肾炎临床表现多不典型。常复杂多样。重者急性发病时临床表现为典型的急性肾盂肾炎，可有明显全身感染症状，轻者则可无明显全身表现，仅有肾、尿路症状及尿液改变，也有的仅有尿检异常而无自觉症状。慢性肾盂肾炎常见下列 5 种分型，临床表现如下。

1. 复发型

常多次急性发作，发病时可有全身感染症状、尿路局部表现及尿液变化等，类似急性肾盂肾炎。

2. 低热型

以长期低热为主要表现，可伴乏力、腰酸、食欲不振、体重减轻等。

3. 血尿型

以血尿为主要表现，呈镜下或肉眼血尿，发病时伴腰痛、腰酸和尿路刺激征。

4. 隐匿型

无任何全身或局部症状，仅有尿液变化，尿细菌培养可为阳性，又称无症状细菌尿。

5. 高血压型

患者在病程中出现高血压，偶可发展为急进型高血压，可伴贫血，但无明显的蛋白尿和水肿。除上述类型外，少数病例尚可表现为失钠性肾病、失钾性肾病、肾小管酸中毒和慢性肾功能不全等。

三、诊断

（一）急性肾盂肾炎

起病急，有明显的全身感染症状，肋脊角有压痛和叩击痛，血常规检查结果显示白细胞增多尿细菌学检查阳性。一些肾盂肾炎无典型的临床症状，因此不能单纯依靠临床症状和体征诊断，而应依靠实验室的检查结果。

（二）慢性肾盂肾炎

肾盂肾炎多次发作或病情迁延不愈，病程达半年以上，又有肾盂、肾盏变形、缩窄，两肾大小不等、外形凹凸不平或肾小管功能持续减退者即可确诊。对某些低热型、血尿型、高血压型等不典型患者和无自觉症状的隐匿型病例，则主要依靠多次尿细菌检查和尿细胞检查，必要时做肾 X 线检查即可确诊。

四、治疗

（一）急性肾盂肾炎

1. 一般治疗

注意休息，多饮水，勤排尿。给予易消化、高热量、富含维生素的饮食。对于病情反复发作者，应积极寻找病因，及时去除诱发因素。

2. 抗菌治疗

（1）轻型急性肾盂肾炎：经单剂或 3 日疗法治疗失败的尿路感染或轻度发热和（或）肋脊角叩痛的肾盂肾炎，应遵医嘱口服有效抗生素 14 日，一般用药 72 小时显效，如无效，则应根据药物敏感试验结果更改药物。

（2）较严重急性肾盂肾炎：有发热、体温>38.5 ℃、血白细胞增多等全身感染中毒症状明显的患者，遵医嘱静脉输注抗生素。无药敏试验结果前，暂用环丙沙星、氧氟沙星或庆大霉素，必要时改用头孢噻肟或头孢唑啉。获得药敏试验报告后，酌情使用肾毒性小且便宜的抗生素药物。静脉用药至退热 72 小时后，改用口服有效抗生素，完成 2 周疗程。

（3）重型急性肾盂肾炎：有寒战、高热、血常规检查显示白细胞明显增多、核左移等严重感染中毒症状，甚至有低血压、呼吸性碱中毒，疑为革兰阴性菌所致的败血症者，多是复杂性肾盂肾炎，无药敏试验结果前可选用下述抗生素联合治疗：①半合成的广谱青霉素，如他唑西林或羧苄西林，毒性低，价格较第三代头孢菌素便宜；②氨基糖苷类抗生素，如妥布霉素或庆大霉素；③第三代头孢菌素类，如头孢曲松钠。通常将上述种类药物联用，从而起到协同作用，退热 72 小时后改用口服有效抗生素，完成 2 周的治疗疗程。

3. 碱化尿液

口服碳酸氢钠片，每次 1 g，每日 3 次，可增强上述抗生素的疗效，减轻尿路刺激的。

（二）慢性肾盂肾炎

1. 一般治疗

寻找并去除导致发病的易感因素，尤其是解除尿流不畅、尿路梗阻，纠正肾和尿路畸形。多饮水，勤排尿，增加营养，提高机体免疫力等。

2. 抗生素治疗

药物选用与急性肾盂肾炎相似，但治疗较困难。抗菌治疗原则：①常需两类药物联合应用，必要时行中西医结合治疗；②疗程宜适当延长，选用敏感药物；③在抗菌治疗的同时，寻找并去除易感因素；④急性发作期用药同急性肾盂肾炎。

五、常见护理诊断/问题

（一）体温过高

与细菌感染有关。

（二）排尿异常

与炎症及理化因素刺激膀胱有关。

（三）知识缺乏

患者缺乏与本病有关的防护知识。

六、护理措施

（一）休息

患者患病急性期注意卧床休息，护理人员给患者提供安静、舒适的休息环境，尽量集中完成各项治疗、护理操作，避免过多干扰患者。加强生活护理，及时帮助患者更换汗湿衣被。慢性期保证休息和睡眠，避免劳累。

（二）饮食

轻症者进食清淡、富营养、易消化的饮食。发热、全身症状明显者，应予流质或半流质饮食，消化道症状严重者可静脉补液，同时注意口腔护理，必要时遵医嘱用止吐剂。鼓励患者尽量多饮水，每日入量在 2 500 mL 以上，保证有足够的尿量，促使细菌和炎性分泌物从尿中排出体外。

（三）密切观察病情

护士监测体温变化并做好记录，高热者可用冰敷，或用温水、乙醇擦浴等物理降温法，必要时使用药物退热，注意观察和记录降温效果。如高热持续不退或体温更加升高且腰痛加剧，应考虑是否有肾周脓肿、肾乳头坏死等并发症的发生，应及时报告医师并协助处理。

（四）用药护理

护士遵医嘱为患者使用抗生素，向患者解释有关药物的作用、用法、疗程、注意事项，注意观察药物不良反应。磺胺类药物口服后要多饮水，同服碳酸氢钠等碱化药可增强疗效、减少磺胺结晶所致结石等；呋喃妥因可引起恶心、呕吐、食欲不振等消化道反应，宜饭后服用，长期服用可并发末梢神经炎，出现肢端麻木、反射减退等，同服维生素 C 酸化尿液可增强其疗效；诺氟沙星、环丙沙星可引起皮肤瘙痒、轻度恶心、呕吐等消化道反应；氨基糖苷类抗生素对肾脏和听神经均有毒性作用，可引起耳鸣、听力下降，甚至出现耳聋及过敏反应等。

（五）尿细菌学检查的护理

护士向患者解释尿细菌学检查的意义和方法。尿细菌学检查的注意事项如下。在使用抗生素之前或停用抗生素 5 日后留取标本，留取标本前避免大量喝水，留取标本时严格无菌操作，用肥皂水充分清洁外阴、男性包皮，用消毒液消毒尿道口，留取清晨第一次中段尿，使尿液在膀胱内停留 6~8 小时以上，在 1 小时内送细菌培养或冷藏保存，尿标本中勿混入消毒药液及患者的分泌物如女性白带等。

七、健康指导

（一）注意个人清洁卫生

嘱患者保持会阴部及肛周皮肤的清洁，女婴勤换尿布和清洗会阴部，避免粪便污染尿道；女性忌盆浴，月经期、妊娠期、产褥期尤甚。育龄期的妇女急性期治愈后 1 年内避免怀孕。

（二）保持适当的体育运动

嘱患者避免劳累和便秘，提高机体抵抗力。

（三）饮水、勤排尿

嘱患者每次排尿尽量使膀胱排尽，不憋尿；避免不必要的导尿等侵入性检查。

（四）及时治疗局部炎症

嘱患者及时治疗如女性尿道旁腺炎、阴道炎，男性前列腺炎等局部炎症。炎症的发生和发展与性生活有关，嘱患者避免不洁性交，注意事后即排尿和清洁外阴，并口服合适的抗生素或进行高锰酸钾坐浴以预防炎症发生。

（五）疗效判断

正规用药后 24 小时症状即可好转，如经 48 小时治疗仍无效，应遵医嘱换药或联合用药。症状消失后再用药 3~5 日，2~3 周内每周行血常规和尿细菌学检查各 1 次，第 6 周再检查 1 次，两次检查正常后方可认为临床痊愈。

（六）二次排尿

嘱有膀胱-输尿管反流的患者进行二次排尿，即每次排尿后待数分钟再排尿 1 次。

（七）随访

嘱患者定期门诊复查，不适时应及时随访。

第四节　急性肾损伤

急性肾损伤是由各种病因引起的肾功能在短期内（数小时或数日）急剧下降的临床综合征。主要表现为少尿或无尿，血尿素氮和血肌酐迅速升高，水、电解质紊乱及酸碱失衡以及出现尿毒症症状。若能及时诊治和去除病因，肾功能可完全恢复；反之，若延误诊断可导致患者死亡。急性肾损伤有广义和狭义之分，广义的肾损伤包括肾前性、肾后性和肾实质性 3 类。本节主要讨论狭义的急性肾损伤，即急性肾小管坏死，是最常见的急性肾损伤类型。

急性肾小管坏死的病因如下。主要原因为肾西流动力学改变：由各种原因导致的心排血量急剧减少，如严重心力衰竭或低心排血量综合征（由心肌疾病、心脏瓣膜疾病、心脏压塞、心律失常等所致）；细胞外液特别是血管内液严重不足，如大出血、呕吐、腹泻、烧伤、休克等使有效循环血量减少，肾血流灌注不足。肾小管上皮细胞损伤：外源性毒素如生物毒素（蛇毒、青鱼胆和细菌内毒素等）、化学毒素（氧化汞、磷化锌、砷、铅、四氯化碳等）、抗生素（氨基糖苷类、利福平、磺胺类等）和造影剂等以及内源性毒素如血红蛋白、肌红蛋白等使肾小管上皮损伤，甚至坏死。

急性肾衰竭的治疗措施如下。治疗原则为预防和治疗基础病因，纠正全身循环血流动力学障碍，避免应用和处理外源性或内源性肾毒性物质。摄入充足的饮食和营养，保证能量供给，控制蛋白质摄入，维持水平衡。防治高钾血症，严格限制含钾药物，尽量避免摄入含钾较多的食物，禁用库存血，清除体内坏死组织。当血钾超过 6 mmol/L 时，应紧急处理，静脉应用 10% 葡萄糖酸钙 10~20 mL、5% 碳酸氢钠、50% 葡萄糖注射液加普通胰岛素 6~12 U 缓慢静脉滴注等，以降低血钾。最有效的治疗方法是血液透析或腹膜透析。另外，还需纠正代谢性酸中毒，根据病情选用 5% 碳酸氢钠治疗。透析疗法：早期血液透析或腹膜透析是救治急性肾衰竭、帮助患者度过少尿期的重要措施，并可减少患者发生感染、出血、昏迷等威胁生命的并发症。恢复期无须做特殊处理，定期随访肾功能，避免使用肾毒性药物。

一、护理评估

（一）健康史

护士询问患者近期有无严重心脏疾病，如心力衰竭、心肌疾病、心律失常、心脏压塞；有无影响循环血量的疾病，如大出血休克、脱水、烧伤、糖尿病等病史；有无应用肾毒性药物及感染史。同时，应了解有无尿路结石、双侧肾盂积液、前列腺增生和肿瘤等引起的尿路梗阻等病情存在。

（二）身体状况

急性肾衰竭典型病程可分为 3 期：起始期、维持期、恢复期。

1. 起始期

起始期指典型肾前性氮质血症至肾小管坏死之前这一阶段。此期有严重肾缺血，但尚未发生明显的肾实质损伤，若及时治疗，可避免急性肾小管坏死的发生。此期以原发病的症状和体征为主要表现，伴有尿渗透压和滤过率下降。起始期历时短，数小时至 2 日，肾损害可逆转。

2. 维持期

维持期又称少尿期。一般为 7～14 日，也可短至几日，有时可长至 4～6 周。肾小球滤过率保持在低水平，许多患者出现少尿（<400 mL/d）。但有些患者可无少尿，尿量在 400 mL/d 以上，称非少尿型急性肾损伤，其病情大多较轻，预后较好。然而，不论尿量是否减少，随着肾功能减退，临床上均可出现一系列尿毒症表现。

（1）全身表现。①消化系统症状：为最早出现的症状，可有食欲减退、恶心、呕吐、腹胀、腹泻等，严重者可发生消化道出血。②呼吸系统症状：除肺部感染的症状外，因容量负荷过度，可出现呼吸困难、咳嗽、憋气、胸痛等症状。③循环系统症状：多因尿少和未控制饮水，以致体液过多而出现高血压、心力衰竭和肺水肿表现；因毒素滞留、电解质紊乱、贫血及酸中毒，可引起各种心律失常及心肌病变。④神经系统症状：可出现意识障碍、躁动、谵妄、抽搐、昏迷等尿毒症脑病症状。⑤血液系统症状：可有出血倾向和轻度贫血现象。⑥其他：常伴有感染，其发生与进食少、营养不良、免疫力低下等因素有关，感染是急性肾衰竭的主要死亡原因之一。此外，在急性肾衰竭同时或在疾病发展过程中还可合并多脏器功能障碍综合征，患者病死率可高达 70% 以上。

（2）水、电解质和酸碱平衡失调。其中高钾血症、代谢性酸中毒最为常见。

3. 恢复期

此期肾小管上皮细胞再生、修复。肾小球滤过率逐渐恢复至正常或接近正常范围。少尿型患者开始出现尿量进行性增加，可有多尿表现，每日尿量可达 3 000～5 000 mL，甚至更多。通常持续 1～3 周，继而再恢复正常。与肾小球滤过率相比，肾小管上皮细胞的溶质和水重吸收功能的恢复相对延迟，常需数月才能恢复，部分病例需 1 年以上，若肾功能持久不恢复则提示肾脏遗留有永久性损害。

（三）心理–社会状况

急性肾衰竭起病急、症状明显，患者及其家属常感到焦虑不安和担忧。后期病程恶化，常易产生悲观、绝望情绪。

二、常见护理诊断/问题

(一) 体液过多
与急性肾衰竭致肾小球滤过功能受损、水分控制不严有关。

(二) 营养失调，低于机体需要量
与营养的摄入不足及透析等原因有关。

(三) 有感染的危险
与饮食限制蛋白质摄入、机体抵抗力低下及透析有关。

(四) 潜在并发症
高钾血症、代谢性酸中毒、高血压脑病、急性左心衰竭、心律失常、弥散性血管内凝血、多脏器功能衰竭等。

三、护理目标

病情好转，排尿正常，体液潴留症状消失。膳食合理，营养得到适宜的补充。减少和避免引起患者感染的危险因素，避免发生感染。

四、护理措施

(一) 一般护理
嘱患者绝对卧床休息，以减轻肾负担，注意活动下肢，防止静脉血栓形成。体贴、关心患者，向患者解释本病相关知识，指导患者避免和消除精神紧张、恐惧、焦虑等不良心理反应，以免加重病情、加速肾功能的衰退。

(二) 饮食护理
限制患者蛋白质摄入，蛋白质的摄入量在 0.8~1.0 g/（kg·d），并适量补充必需氨基酸和非必需氨基酸；血液透析患者的蛋白质摄入量为 1.2~1.4 g/（kg·d），腹膜透析时为 1.2~1.5 g/（kg·d）。保证热量供给。低蛋白饮食的患者需摄入足够的热量，热量供给一般为 147 kJ/（kg·d），主要由碳水化合物和脂肪供给。必要时静脉补充营养物质。维持水平衡。急性肾衰竭在少尿时，常发生水过多，因此，少尿期应严格计算 24 小时的出入液量，按照"量出为入"的原则补充液体入量，24 小时的补液量应为显性失液量及不显性失液量之和减去内生水量。在实际应用中，补液量的计算一般以前一日的尿量加 500 mL 计算。发热患者只要体重不增加，可增加进液量。减少钾的

摄入，尽量避免食用含钾多的食物，如白菜、萝卜、榨菜、橘子、香蕉等。需输血的患者避免输入库存血。

（三）病情观察

对急性肾衰竭患者应进行临床监护，监测的内容如下。①24小时的液体出入量，如经治疗，尿量没有恢复正常，反而进一步减少，甚至出现无尿则提示有严重的肾实质损害。②监测患者的生命体征、意识变化。③观察水肿部位、特点、程度及消长等，在相同条件下定期测量患者的体重、腹围，并注意其变化情况。观察患者有无出现胸腔积液、腹腔积液等全身严重水肿的征象以及水中毒或稀释性低钠血症的症状，如头痛、嗜睡、意识障碍、共济失调、昏迷、抽搐等。④配合医生做好肾功能各项指标和电解质、血pH等变化的观察，并进行心电监护，以及早发现高钾血症，协助医生对患者的病情及时做出判断和处理。⑤监测感染及重要器官的功能情况，如有无上消化道出血、心力衰竭、肺梗死、高血压脑病等表现。

（四）用药护理

遵医嘱使用利尿药和血管扩张药，观察利尿、降压效果及不良反应。发生高钾血症时配合医生进行紧急处理，做好血液透析的准备。

（五）防治感染

感染是急性肾衰竭少尿期的主要死亡原因，常见呼吸道、泌尿道、皮肤等部位的感染。在护理中应将患者安置在单人房间，做好病房的清洁和消毒；注意无菌操作，在透析的各个环节均应严格执行无菌操作；需留置尿管的患者应加强消毒，定期更换尿管，进行尿液检查以确定有无尿路感染。卧床患者加强皮肤护理，防止压疮和皮肤感染的发生。做好口腔护理，保持口腔清洁，防止发生感染。如已发生感染，应及时完成细菌培养的标本采集，以便医生根据细菌培养和药敏试验结果合理选用针对性强、效力高而无肾毒性的抗生素。

（六）健康指导

向患者及其家属讲述急性肾衰竭的临床过程和早期透析治疗的重要性，指导患者保持乐观情绪，配合治疗和护理。合理膳食，勿食过咸和含钾高的食物，增强体质，适当锻炼。注意个人清洁卫生，注意保暖，防止受凉，注意预防呼吸道、皮肤感染；不使用对肾功能有害的药物。嘱患者定期门诊随访，监测肾功能及尿量等。

第五节　慢性肾衰竭

慢性肾衰竭是由于肾功能缓慢进行性减退，最终导致体内代谢产物潴留、水与电解质紊乱及酸碱平衡失调和全身各系统症状为主要表现的一组临床综合征，是慢性肾脏疾病的严重阶段，为各种原发和继发性慢性肾脏疾病持续发展的共同转归。

在我国，慢性肾衰竭的常见病因为原发性肾小球肾炎、梗阻性肾病、糖尿病肾病、狼疮性肾炎、高血压肾病、多囊肾等。慢性肾衰竭根据其肾损害程度分以下 5 期。1 期：肾小球滤过率大于等 90%，肌酐值正常；2 期：肾功能代偿期，肾小球滤过率 60%~89%，肌酐约 133~176 μmol/L，3 期：肾功能失代偿期，肾小球滤过率 30%~59%，肌酐 177~442 μmol/L；4 期：肾功能衰竭期，肾小球滤过率 GFR15%~29%，肌酐 443~707 mol/L；5 期：尿毒症期：肾小球滤过率 GFR≤15%，肌酐>707 μmol/L。

慢性肾衰竭的治疗应根据慢性肾衰竭分期所处的不同阶段而确定相应的治疗重点。尿毒症期之前，以去除导致肾功能损害的所有不利因素为治疗重点；至慢性肾衰竭终末期，适时选择合适的肾替代手段（如血液透析、腹膜透析、肾移植等）为治疗关键。

一、护理评估

（一）健康史

护士评估有无慢性肾脏疾病、前列腺增生、系统性红斑狼疮、糖尿病、原发性高血压等病史；询问起病前有无明显的诱因，如感染、心力衰竭、使用肾毒性药物等。同时，应了解既往有无类似的发病情况、诊断及用药情况、治疗效果及不良反应等。

（二）身体状况

慢性肾脏病起病缓慢，早期仅表现为基础疾病的症状，病情发展到残存肾单位不能调节适应机体最低要求时，才会出现尿毒症症状。慢性肾衰竭的症状十分复杂，可累及人体各个脏器，出现各种代谢紊乱的表现。

1. 消化系统表现

此为最常见的症状。最早表现为食欲不振，而后出现上腹饱胀、恶心、呕吐、腹泻、舌和口腔黏膜溃疡，口腔有尿臭味，且常见消化道出血。

2. 循环系统表现

（1）高血压：大部分患者存在不同程度的高血压，主要是由于水钠潴留引起的，也与肾素活性增高有关。高血压可引起左心室扩大、心力衰竭、动脉硬化并加重肾损害。

（2）心力衰竭：是慢性肾衰竭常见的死亡原因之一，大多与水钠潴留及高血压有关，部分患者可能与尿毒症性心肌病有关。表现与一般心力衰竭相同。不典型者，仅表现为尿量突然减少或水肿加重。

（3）心包炎：主要见于透析不充分者，常有剧烈左胸痛及心包摩擦音，严重者可出现心脏压塞。

（4）动脉粥样硬化：动脉粥样硬化常发展迅速，可引起冠状动脉、脑动脉和全身周围动脉粥样硬化。冠心病是尿毒症的主要死亡原因之一。

3. 血液系统表现

（1）贫血：尿毒症必有的症状。常为正细胞色素性贫血，贫血程度与肾功能下降程度密切相关。主要原因是肾脏产生促红细胞生成素五成减少，以及毒素使红细胞寿命缩短、造血原料不足、血液透析时失血等。

（2）出血倾向：晚期患者常表现为皮下出血、鼻出血、牙龈出血，甚至发生呕血、便血、血尿、颅内出血、月经过多等，少数可有心包出血。出血倾向与外周血小板破坏增多、出血时间延长、血小板聚集和黏附能力下降等有关。

（3）白细胞异常：白细胞趋化、吞噬和杀菌的能力减弱，因而容易发生感染。部分患者粒细胞或淋巴细胞减少。

4. 呼吸系统表现

合并严重酸中毒时呼吸深长。代谢产物的潴留可引起尿毒症性支气管炎、肺炎胸膜炎等，并易患肺结核。

5. 神经肌肉系统表现

早期常有精神萎靡不振、疲乏、失眠、注意力不集中等症状；晚期可出现性格改变，如抑郁、记忆力下降、判断力障碍、表情淡漠、精神异常、谵妄、幻觉、昏迷等。神经肌肉兴奋增加的表现有呃逆、肌肉痛性痉挛、抽搐等，晚期常有感觉异常，如肢体麻木、烧灼感或疼痛感，最常见的是肢端呈袜套样分布的感觉丧失。

6. 皮肤变化

皮肤瘙痒常见，且伴有抓痕。患者面色较深而萎黄，伴轻度水肿，称为"尿毒症面容"，系弥漫性黑色素沉着所致。尿素随汗液经皮肤排出后，可形成白色结晶，称为尿素霜。

7. 骨骼病变

慢性肾衰竭时出现的骨骼病变称为肾性骨营养不良症，简称肾性骨病，常见表现有纤维囊性骨炎、骨软化症、骨质疏松症和骨硬化症。晚期可发生骨痛、关节畸形、病理性骨折等。

8. 内分泌失调

患者的血浆活性维生素 D3、促红细胞生成素降低。常有性功能障碍，女性可出现闭经、不孕等。

9. 水、电解质和酸碱平衡紊乱

失水或水过多，表现为脱水或水肿、血容量过多、高血压、心力衰竭等。还会出现低钠血症、高钾或低钾血症、低钙血症、高镁血症、代谢性酸中毒等。

10. 免疫系统表现

慢性骨衰竭患者常合并多个部位的感染，与机体免疫功能低下、白细胞功能异常等有关。以肺部和尿路感染常见，血液透析患者易发生动静脉瘘感染、肝炎病毒感染等。这是尿毒症的主要死因之一。

（三）心理–社会状况

慢性肾衰竭病程长，长期治疗效果不理想，常使患者及其家属感到担忧和焦虑不安。后期病情恶化及治疗费用昂贵，则可产生各种情绪反应，如抑郁、悲观、恐惧、绝望等情绪。

二、常见护理诊断/问题

（一）体液过多

与肾小球滤过功能降低导致水钠潴留或补液不当等因素有关。

（二）营养失调，低于机体需要量

与氮质血症有关。

（三）有感染的危险

与营养不良、贫血、机体抵抗力下降有关。

（四）活动无耐力

与心脏病变、贫血、水电解质和酸碱平衡紊乱有关。

三、护理目标

患者的水肿减轻或消退，肾功能改善。患者能摄入足够的营养物质，维持较好的营养状态，熟知引起感染的危险因素和预防感染的措施，无感染发生，活动耐力增强。

四、护理措施

（一）一般护理

注意增加患者卧床休息的时间，对于有全身水肿或器官功能损害者，应绝对卧床休息。帮助患者定时活动下肢，防止静脉血栓形成。协助患者做好各项生活护理，避免过度劳累，以减轻肾脏负担。根据病情指导患者合理安排活动，活动时以不出现疲劳、胸痛、呼吸困难、头晕等为宜。

（二）饮食护理

给予高热量、富含维生素、优质低蛋白、易消化饮食。供给的蛋白质应是富含必需氨基酸的高生物效价优质蛋白，蛋白质的摄入量应根据患者的肾小球滤过率来调节，当肾小球滤过率<50 mL/min时，应开始限制蛋白质的摄入，且要求饮食中50%以上的蛋白质是富含必需氨基酸的蛋白质。当内生肌酐清除率>20 mL/min时，每日摄入蛋白质约为40 g或0.7 g/kg；内生肌酐清除率为10~20 mL/min时，每日摄入蛋白约为35 g或0.6 g/kg；内生肌酐清除率为5~10 mL/min时，每日摄入蛋白约为25 g或0.4 g/kg；内生肌酐清除率<5 mL/min时，每日摄入蛋白约为20 g或0.3 g/kg，此时患者需应用必需氨基酸疗法。长期低蛋白饮食的患者，应遵医嘱采用必需氨基酸疗法或必需氨基酸与α-酮酸混合的补充疗法，必要时可静脉输入清蛋白，以防止发生蛋白质营养不良症。供给患者足够的热量，以减少体内蛋白分解，注意供给富含维生素C、B族维生素和叶酸的食物。当患者出现高钾血症时，应限制摄入含钾量高的食物。若有低钙血症，可摄入含钙量较高的食物，如牛奶，或遵医嘱服用活性维生素D及钙剂等。进行透析治疗的患者应按透析时的饮食要求调整饮食。

（三）心理护理

护士应加强与患者的沟通和心理疏导，鼓励患者说出患病后的心理感受，并给予关爱和同情。向患者及其家属解释各项检查、治疗的目的，增强患者对治疗的信心，能积极自觉地配合检查和治疗。指导患者注意避免长期的精神紧张、焦虑、抑郁等，以免加重病情、加速肾功能的衰退。

（四）病情观察

护士应密切观察患者的生命体征，定时测量体重，准确记录液体出入量。定期监测肾功能、电解质、血清白蛋白、血红蛋白等的变化。观察有无液体量过多的症状和体征，注意有无感染灶出现，有无高钾血症、低钙血症的征象，发现异常时及时通知医生处理。

（五）用药护理

护士应遵医嘱准确使用利尿药、降压药、强心药等药物以及促红细胞生成素，并注意观察药物不良反应，若发现应及时报告医生，协助处理。静脉输入必需氨基酸时，应注意输液速度，注意保护和有计划地使用血管，尽量保留前臂、肘等部位的大静脉，以备用于血液透析治疗。输液过程中若有恶心、呕吐时，应减慢输液速度并遵医嘱给予止吐剂；切勿在氨基酸内加入其他药物，以免引起不良反应。

（六）防治感染

护士应积极配合医生做好感染的防治工作。尽量将患者安置在单人病室，减少探视人员的人数、次数和时间，防止交互感染。协助患者做好全身皮肤黏膜的清洁，保持皮肤清洁，预防皮肤感染。各种操作应严格遵守无菌原则，认真做好血液透析或腹膜透析置管的护理、口腔护理及尿管护理。准确留取各种标本，如痰液、尿液、血液等，并及时送检。遵医嘱使用抗生素，并协助医生进行相应处理。

（七）健康指导

护士向患者及其家属介绍慢性肾衰竭的临床过程和治疗的进展，告知患者及其家属透析治疗的重要性，以减轻其不安和恐惧的心理，使其能积极配合治疗和护理。指导患者保持乐观情绪。嘱患者注意个人卫生，注意预防呼吸道、皮肤感染，皮肤瘙痒时切勿用力搔抓，以免破损引起感染；注意会阴部的清洁卫生。强调合理饮食的重要性，严格遵从饮食治疗的原则，尤其是蛋白质的合理摄入和限制钠、钾的摄入。告知患者必须遵医嘱用药，避免使用肾毒性药物，如氨基糖苷类抗生素等。嘱患者定期复查肾功能、血清电解质等，准确记录每日的尿量、血压、体重。

第五章　血液内科疾病的护理

第一节　贫　血

贫血是指单位容积周围血液中的血红蛋白（haemoglobin，Hb）浓度、红细胞计数和（或）红细胞比容低于相同年龄、性别和地区的正常范围下限的一种常见临床症状。其中以血红蛋白浓度的降低作为贫血的诊断及其严重程度判断的依据，因红细胞计数不一定能准确反映出贫血是否存在以及贫血的程度，比如在小细胞低色素性贫血时，红细胞的减少比血红蛋白的降低程度轻；相反，在大细胞性贫血时，红细胞的减少比血红蛋白降低的程度更显著。我国海平面地区成人根据其血红蛋白浓度判断贫血的标准为：男性 < 120 g/L、女性 < 110 g/L、妊娠期 <100 g/L。各种类型贫血的病理生理学基础均为红细胞和血红蛋白含量减少、携氧能力降低，引起全身各器官和组织缺氧产生的一系列临床表现。贫血症状的轻重不但取决于贫血发生的速度、程度、机体对缺氧适应能力、患者的体力活动程度，也与患者的年龄、有无心脑血管基础疾病等有关。贫血不是一种独立的疾病，各系统疾病均可引起贫血。

一、缺铁性贫血

缺铁性贫血是体内用来制造血红蛋白的储存铁缺乏，导致血红蛋白合成减少、红细胞生成障碍，从而引起的一种小细胞低色素性贫血，是临床上最常见的贫血，多见于育龄妇女及婴幼儿。

（一）病因与发病机制

1. 病因

（1）铁需求量增加而摄入不足：成年男性和已绝经妇女每日要从食物摄铁量为 1.0~1.5 mg，一般饮食已足够供给。婴幼儿、青少年、妊娠和哺乳期的妇女需铁量相对增加，如果饮食中缺少铁的摄入，则易引起缺铁性贫血。青少年偏食易引起缺铁性贫血；人工喂养的婴幼儿若不及时补充蛋类、肉类等含铁量较多的食品，也可引起缺铁性贫血。

（2）铁吸收障碍：铁主要在十二指肠和空肠上段吸收，胃大部切除及胃空肠吻合术后，由于胃酸分泌不足，从而影响铁的吸收。此外，小肠黏膜病变、肠道功能紊乱等均可影响铁的吸收。

（3）铁丢失过多：慢性失血是成人缺铁性贫血最重要、最常见的病因，反复多次或持续少量失血可使体内储存铁逐渐耗竭，如消化性溃疡出血、月经过多、肠息肉、消化道肿瘤、钩虫病、痔疮出血、血红蛋白尿等。

2. 发病机制

（1）铁代谢异常：当体内贮存铁减少到不足以补偿功能状态的铁时，铁代谢各项指标就会发生异常。

（2）血红蛋白生成减少：红细胞内缺铁，血红素合成障碍，血红蛋白生成减少，从而发生小细胞低色素性贫血。

（3）组织细胞代谢障碍：缺铁可致组织细胞中含铁酶和铁依赖酶的活性降低，可影响患者的精神、行为、体力、免疫功能及患儿的生长发育和智力，还可引起黏膜组织病变。

（二）临床表现

1. 贫血表现

面色苍白、乏力、易倦、头晕、耳鸣、头痛、心悸、气短等。

2. 组织缺铁表现

（1）营养缺乏：皮肤干燥、角化、无光泽、萎缩、毛发干枯易脱落；指（趾）甲扁平、不光整、脆薄易裂，甚至出现反甲。

（2）黏膜损害：表现为舌炎、舌乳头萎缩、口角炎；严重者引起吞咽困难，其特点为吞咽时感觉食物黏附在咽部，是缺铁的特殊表现之一。

（3）神经、精神系统异常：烦躁、易激动、注意力不集中、体力不足，有些患者有异食癖；约1/3患者出现神经痛、末梢神经炎，严重者可出现智能发育障碍等；儿童表现为好动、发育迟缓等。

3. 缺铁原发病表现

如消化性溃疡、肿瘤或痔疮等所致的便血，女性月经量增加，呕血或咯血等。

（三）诊断

包括诊断缺铁性贫血及明确病因或原发病。根据患者的症状和体征以及血常规检查、粪潜血试验、肝和肾功能检查、胃镜检查、寄生虫感染等检查，结合是否有慢性失血、机体需铁量增加等病史，从而作出初步的临床诊断。

（四）治疗

1. 病因治疗

病因及原发病的治疗对纠正贫血、防止复发尤为重要。若病因不清，单纯铁剂治疗只能使血常规暂时恢复正常，不能使贫血彻底治愈。

2. 铁剂治疗

补充铁剂以口服方法为首选，目前常用铁剂有琥珀酸亚铁、富马酸亚铁、硫酸亚铁等，每日服补充元素铁 150~200 mg。铁剂治疗后，若症状很快减轻，网织红细胞计数逐渐上升，表明治疗有效。铁剂治疗有效者于用药后 2 周左右血红蛋白开始升高，1~2 个月恢复正常，但仍然需要继续服用铁剂 3~6 个月，以补充贮存铁，待血清铁蛋白（>50 Mg/L）后停药。注射铁剂的指征如下。口服铁剂后胃肠道反应严重不能耐受者、消化道疾病导致铁吸收障碍者或病情要求迅速纠正贫血如晚期妊娠患者等。常用的注射铁剂为右旋糖酐铁，注射铁剂前必须计算补铁总量，以免剂量过大导致铁中毒。计算公式为：补铁总量（mg）＝［需达到的血红蛋白浓度－患者 Hb 浓度（g/L）］×体重（kg）×0.33。成人首次剂量为 50 mg，如无不良反应，从第 2 日起，每日或隔日 100 mg 至总量完成。

（五）常见护理诊断/问题

1. 活动无耐力

与贫血引起全身组织缺氧有关。

2. 营养失调，低于机体需要量

与铁需求量增加、摄入量不足、吸收障碍或丢失过多有关。

3. 焦虑

与脑组织缺氧所致记忆力减退，学习、工作效率降低有关。

4. 知识缺乏

患者缺乏有关营养方面的知识。

（六）护理措施

1. 休息与活动

休息可减少氧的消耗，护理人员应根据患者贫血的程度、发生速度以及症状，合理安排患者的休息与活动。环境要安静、舒适，保证充足的睡眠。轻、中度贫血或贫血发生缓慢、机体已获得代偿者可轻度活动，以不加重症状、不感觉疲劳为度。重度贫血、缺氧严重者应卧床休息，以减轻心脏负荷，必要时给予吸氧，以改善组织缺氧症状，并协助生活护理，待症状好转后，再逐渐增加活动量。

2. 饮食护理

护士应指导患者进食高蛋白、高热量、高维生素、易消化饮食，强调均衡饮食，不偏食、挑食。进食含铁丰富的食物，如动物肝脏、瘦肉、血、蛋黄以及豆类、海带、紫菜、黑木耳等，食用含维生素 C 丰富的食物和水果，可促进铁的吸收。对于有口腔炎、口角炎、舌炎的患者，应加强口腔护理，预防口腔感染。

3. 病情观察

护士观察患者原发病及贫血的症状和体征；关注用药情况、治疗效果以及患者的进食情况，关注相关实验室检查的变化等。

4. 用药护理

（1）口服铁剂的应用与指导：空腹比餐后或餐中服用亚铁盐吸收要完全，但空腹服用患者的胃肠道反应大，患者常不能耐受，故多于餐后服用，从小剂量开始，逐渐增加剂量，以减轻不良反应。主要不良反应为胃部灼热感、恶心、呕吐、上腹部不适、腹泻、便秘等。避免与茶、牛奶、咖啡、抗酸药、H_2 受体拮抗药等食物和药物同时服用，以防影响铁的吸收。可服用维生素 C、乳酸等酸性药物与食物，以促进铁的吸收。服用液体铁剂时应使用吸管，以免牙齿染黑。铁与肠道内硫化氢作用而生成黑色的硫化铁，故服用铁剂期间应做好解释工作，避免患者因排黑便而感到紧张。

（2）注射铁剂的护理：注射铁剂时患者可有局部和全身不良反应。肌内注射可引起局部疼痛、皮肤发黑，长期注射可出现硬结。因此，肌内注射应采用深部注射法，并经常更换注射部位，以促进铁吸收。避免在皮肤暴露部位注射，以防药液外溢，引起局部皮肤染色。注射铁剂除了可引起上述局部反应外，还可出现面部潮红、头痛、恶心、发热、荨麻疹、关节和肌肉痛、低血压等全身反应，严重者可发生过敏性休克，故首次注射时应严密观察用药后不良反应，并备好抢救物品和药品。

5. 心理护理

护士应及时了解患者的心理状态，并向其解释记忆力减退、健忘、失眠等情况是因贫血所致，告知患者随着贫血的纠正，以上表现会逐渐改善。向患者及其家属介绍缺铁性贫血的相关知识，使其主动配合，进行有效的自我护理，有助于消除患者焦虑。

（七）健康指导

1. 护士应帮助患者及其家属了解本病的相关知识和自我护理的方法，介绍缺铁性贫血的常见病因，说明消除病因和坚持药物治疗的重要性、适当休息和提供均衡营养饮食的意义，使其主动配合治疗。

2. 嘱患者遵循高蛋白、高维生素、易消化的饮食原则，指导患者选择含铁丰富的食物，改变不良的饮食习惯，做到不偏食、不挑食，饮食宜多样化。注意休息，适量活动，以促进食欲、增强体质。

3. 根据医嘱坚持用药，定期门诊检查血常规。注意补充贮存铁，同时积极治疗原发病，以达到预防和治疗缺铁性贫血的目的。

4. 在高危人群中开展预防缺铁的卫生知识教育。如婴幼儿生长迅速应合理喂养，及时添加含铁丰富的辅食，如蛋类、肝等；生长发育期的青少年要纠正偏食，补充含铁丰富的食物；妊娠后期、哺乳期妇女、胃切除者等，必要时可考虑预防性补充铁剂，每日口服 $10 \sim 20$ mg 元素铁。

二、再生障碍性贫血

再生障碍性贫血（aplastic anemia，AA）简称再障，是由于多种原因导致的骨髓造血功能衰竭症，以骨髓造血干细胞及造血微环境损伤、外周血全血细胞减少为特征的一种综合征，临床表现主要为进行性贫血、感染、出血和全血细胞的减少。AA 可根据患者病情、血象、骨髓象及预后分为重型再障和非重型再障。我国再障年发病率为 0.74/10 万，各年龄阶段均可发病，男、女发病率无明显差异。

（一）病因与发病机制

1. 病因

再障可以根据有无明确诱因分为原发性再障和继发性再障，半数以上的患者找不到明确原因而发病，称为原发性再障；继发性再障可能由药物、化学、物理、病毒感染等因素引起。

（1）药物及化学物质：现已知有高度危险性的药物有抗癌药、氯霉素、磺胺类药、保泰松、异烟肼等，苯及其衍生物（如油漆、染料、杀虫剂等）是引起再障的重要化学物质。抗肿瘤药物和苯对骨髓的抑制与剂量相关，杀虫剂、氯霉素、磺胺类等引起者与个体敏感相关，与剂量关系不大。

（2）物理因素：各种电离辐射如 X 射线、γ 射线及其他放射性物质等可阻碍 DNA 的复制而抑制细胞的有丝分裂，使骨髓造血干细胞的数量减少，对骨髓微循环也有损害，从而影响造血干细胞的增殖和分化。

（3）病毒感染：肝炎病毒、微小病毒 B19、EB 病毒等反复感染均可引起再障。

（4）遗传倾向：临床资料显示，具有某些 HLA-Ⅱ型抗原的 AA 患者对免疫抑制剂治疗反应较好，部分患者对氯霉素和某些病毒具有易感性，提示 AA 的发病可能与遗传因素有关。

2. 发病机制

AA 的发病机制尚未完全阐明，目前认为可能是相关致病因子通过以下 3 种机制导致的发病。

（1）造血干/祖细胞缺陷：AA 患者骨髓 CD34$^+$细胞数量较正常人明显减少且功能障碍，引起外周血液全血细胞减少。

（2）造血微环境异常：一些致病因素导致造血微环境被严重破坏，部分 AA 患者骨髓基质细胞分泌的各类造血调控因子明显不同于正常人，使造血细胞的生长和发育失去支持和调节。

（3）免疫异常：研究发现，AA 患者骨髓和外周血液的淋巴细胞比例增高，髓系细胞凋亡亢进，多数患者使用免疫抑制治疗有效。近年来，多数学者认为免疫异常是 AA 的主要发病机制。

（二）临床表现

主要表现为进行性贫血、出血和感染，肝、脾、淋巴结多无肿大。重型再障与非重型再障的鉴别见表 5-1。

表 5-1　重型再障与非重型再障的鉴别

鉴别指标	重型再障	非重型再障
起病与病情进展	起病急，进展快，病情重	起病缓，进展慢，病情较轻
血常规变化和标准*		
中性粒细胞绝对值	$<0.5×10^9/L$	$>0.5×10^9/L$
血小板	$<20×10^9/L$	$>20×10^9/L$
网织红细胞绝对值	$<15×10^9/L$	$>15×10^9/L$
骨髓	多部位增生极度减低	增生减低或活跃，可有增生灶
预后	不良，多于 6~12 个月内死亡，约 1/3 的患者死于感染和出血	预后较好，经治疗多数可缓解甚至治愈，少数死亡

1. 重型再生障碍性贫血

起病急、发展快、病情重，少数可由非重型再障进展而来。

（1）贫血：皮肤苍白、头晕、乏力、心悸和气促等症状进行性加重。

（2）出血：皮肤有瘀点或大片瘀斑，可出现口腔、牙龈、鼻腔、球结膜等出血。内脏出血时可见呕血、便血、咯血、血尿、阴道出血、眼底出血和颅内出血等，颅内出血是本病死亡的主要原因之一。

（3）感染：以呼吸道感染最常见，多合并败血症。多数患者体温在39℃以上，个别患者自发病到死亡均处于难以控制的高热中。

2. 非重型再生障碍性贫血

起病和进展较缓慢，病情较重型轻。多以贫血为主要表现，输血后症状缓解，但不持久。感染、出血症状较轻，也相对易控制。久治无效者可发生颅内出血。

（三）治疗

1. 支持疗法

（1）加强保护措施，预防感染，注意饮食和环境卫生；避免诱发和加重出血；去除和避免可能导致骨髓损伤的各种因素，禁用对骨髓有抑制作用的药物。

（2）对症治疗。①控制感染：对于感染性高热的患者，应取血液、分泌物和排泄物做细菌培养和药敏试验，并用广谱抗生素治疗；待细菌培养和药敏试验有结果后再选择敏感抗生素。长期使用广谱抗生素治疗易继发真菌感染和肠道菌群失调。②控制出血：可使用促凝血药，如酚磺乙胺；合并血浆纤溶酶活性增高者可用抗纤溶药，如氨基己酸。女性月经过多、子宫出血者可肌内注射丙酸睾酮。对于出血严重或有内脏出血倾向者可输注浓缩血小板、新鲜冰冻血浆等。③纠正贫血：患者血红蛋白<60 g/L且伴明显缺氧症状，耐受差时可输注浓缩红细胞。

2. 针对不同发病机制的治疗

（1）免疫抑制疗法：抗胸腺细胞球蛋白和抗淋巴细胞球蛋白是目前治疗重型再障的主要药物，其作用机制是能够抑制T淋巴细胞或非特异性自身免疫反应。环孢素选择性作用于异常T淋巴细胞，适用于各种类型的再障。抗淋巴细胞球蛋白联合环孢素可组成强化免疫抑制方案，是目前治疗再障的标准疗法之一。

（2）促进造血治疗：雄激素为非重型再障的首选治疗，其作用机制是刺激肾脏产生促红细胞生成素及直接刺激骨髓红细胞生成，常用药物有司坦唑醇、十一酸睾酮、达那唑、丙酸睾酮等。造血生长因子一般在免疫抑制治疗的同时或之后使用，可促进骨髓恢复，常用药物有粒细胞集落刺激因子、粒细胞-巨噬细胞集落刺激因子、重组人促红细胞生成素等。

（3）造血干细胞移植：对40岁以下、无感染及其他并发症，有合适供体的重型再障患者可以选择该种治疗方式。年龄<50岁、有人类白细胞抗原（humanleukocyteantigen，HLA）相合同胞者的重型再障患者，宜首选造血干细胞移植。

（四）常见护理诊断/问题

1. 有感染的危险

与粒细胞减少致机体抵抗力下降有关。

2. 活动无耐力

与组织缺氧有关。

3. 有损伤的危险：出血

与血小板减少有关。

4. 自我形象紊乱

与雄激素的不良反应引起外观改变有关。

5. 焦虑或悲伤

与患者病情严重、久治不愈有关。

（五）护理措施

1. 合理休息与活动

轻度贫血患者可适当工作及活动，避免疲劳。中度贫血患者增加卧床休息时间，鼓励其生活自理，活动量以不出现明显心悸、气促等症状为宜。重度贫血者应卧床休息，协助其进行日常生活，给予氧气吸入以改善组织缺氧。

2. 饮食护理

护士指导患者进食高蛋白、高热量、富含维生素、易消化的清淡饮食。血小板减少者应进软食或半流质食物，避免过硬、粗糙、刺激性食物。有消化道出血者应禁食或进温凉流质饮食，待出血停止后再逐渐恢复至普通饮食。因感染出现发热时，饮食中要保证充足的水分和热量供给。

3. 病情监测

护士应密切观察患者生命体征的变化，尤其是体温的变化，监测常见感染灶的症状或体征，如呼吸系统、消化系统和泌尿系统等部位的感染征象等，做好血液、痰液、尿液、粪便等标本的采集和细菌培养及药敏试验。及时了解患者血常规的变化，注意贫血的症状、体征。观察患者出血的部位和出血量，及时发现新的出血或内脏出血，若患者出现头痛、恶心、喷射状呕吐等情况，应警惕颅内出血的发生。

4. 预防感染

（1）内源性感染的护理：嘱患者注意加强口腔、皮肤、肛周、会阴的清洁卫生。进餐前、后，晨起和睡前应漱口，可根据口咽部分泌物培养结果有针对性地选用漱口液。嘱患者保持皮肤清洁，勤洗澡、更衣，避免搔抓皮肤，女性患者要注意会阴部清洁。嘱患者保持大便通畅，患者在睡前、便后坐浴。发生肛周脓肿者应及时给予局部理疗或切开引流。

（2）外源性感染的护理：保持病室温、湿度适宜，空气清新，紫外线或臭氧空气消毒每周 2~3 次，定期使用消毒液擦拭家具、地面等。限制探视人数、次数，避免到人群聚集的地方，不要与呼吸道感染的患者接触，以避免交叉感染。严格执行无菌操作，对中性粒细胞绝对值 ≤0.5×10^9/L 者，必要时进行保护性隔离。

（3）高热的护理：高热患者可行物理降温或遵医嘱给予药物降温。血小板明显降低者忌用乙醇擦浴，以免刺激皮肤血管扩张，引起或加重出血。给予患者降温过程中，医护人员密切监测患者体温和脉搏变化，及时擦干其皮肤，更换衣物、被服，防止受凉，鼓励多饮水，防止患者发生虚脱。忌用抑制骨髓造血及血小板功能的降温药物。

5. 预防出血

患者的血小板计数<50×10^9/L时应减少活动，增加卧床休息时间；血小板计数<20×10^9/L或有严重出血时，应绝对卧床休息。

（1）预防皮肤出血的护理：保持床铺平整、衣物柔软，勤剪指甲，避免皮肤抓伤，动作轻缓，以免肢体碰撞。护理操作动作易轻柔，尽可能地减少注射次数；静脉穿刺时，操作者尽量缩短止血带结扎时间，避免用力拍打及揉擦局部；拔针后应延长按压局部的时间，必要时局部行加压包扎；穿刺部位应交替选择使用，以免局部形成血肿。

（2）口腔、牙龈出血的护理：指导患者用软毛牙刷刷牙，忌用牙签剔牙，忌食粗、硬、辛辣食物，以免损伤口腔黏膜。牙龈渗血时暂停牙刷刷牙，勤漱口，可用冷水含漱或用凝血酶、肾上腺素棉球或吸收性明胶海绵片局部贴敷或局部加压止血。要及时清除口腔内陈旧血块，以免口腔内异味影响食欲及发生继发感染。

（3）鼻出血的护理：保持室内湿度在50%~60%，干燥季节可用液状石蜡或清鱼肝油滴鼻液滴鼻，以防鼻黏膜干燥；避免用力擤鼻和抠鼻。鼻腔少量出血时，可用0.1%肾上腺素棉球填塞压迫止血并局部冷敷。严重出血或后鼻腔出血时，应用凡士林油纱行鼻腔填塞术，术后定时滴入无菌液状石蜡，术后48~72小时轻轻取出填塞油纱条，如仍出血需更换油纱条重新填塞。鼻腔填塞期间，要加强口腔护理，同时注意鼻分泌物、鼻周皮肤颜色、血液循环情况，预防感染的发生。

（4）内脏出血的护理：注意出血的量及出血的部位，密切监测血压变化；大量出血时，及时建立静脉通路，做好合血、输血准备，保证各种液体、止血药物和血液制品的输入。

（5）眼底及颅内出血的护理：发生眼底出血时，患者感觉视物模糊，此时应嘱患者卧床休息，减少活动，保持镇静，勿用力揉搓眼，以免加重出血。如患者突然出现头痛、视物模糊、恶心、喷射性呕吐、双侧瞳孔不等大、对光反射迟钝或消失，甚至意识障碍时，提示有颅内出血的发生，应立即通知医师做好抢救准备，并去枕平卧，头偏向一侧，保持呼吸道通畅，立即吸氧，以改善脑组织细胞缺血缺氧。迅速建立2条静脉通路，遵医嘱应用脱水利尿药以降低颅内压，同时进行成分输血，遵医嘱合理使用止血药、镇静药。做好基础护理，观察生命体征、意识及瞳孔、尿量的变化，并做好记录及交接班。

6. 用药的护理

（1）抗胸腺细胞球蛋白和抗淋巴细胞球蛋白在治疗过程中可使机体出现超敏反应（寒战、高热、多型性皮疹、高血压或低血压等）、血清病（猩红热样皮疹、关节痛、肌肉痛、发热）、继发感染及出血加重等，用药前需做皮肤过敏试验，用药过程中应遵医嘱使用糖皮质激素防治过敏反应，护士加强病情观察，每日剂量维持滴注 12~16 小时，做好保护性隔离，预防感染及出血。

（2）环孢素的不良反应有肝、肾功能损害，牙龈增生及消化道反应等，使用期间需协助医师监测血药浓度、患者造血功能、T 细胞免疫恢复情况及药物不良反应等，以调整用药剂量和疗程。

（3）雄激素不良反应有肝损害及男性化作用等，用药期间应保持皮肤清洁，不要挤抓痤疮，以防止感染的发生。丙酸睾酮为油剂，注射后不易吸收，故应深部、缓慢、分层肌内注射，经常轮换注射部位，发现硬结及时理疗，促进吸收，避免感染。

7. 输血的护理

患者贫血严重时，可输注浓缩红细胞以缓解贫血和机体缺氧症状。根据贫血程度及症状来调节输血速度，严重贫血患者输血时速度宜慢，防止因心脏负荷过重诱发心力衰竭。血小板计数 $<20\times10^9$/L 或出血严重时，可输注浓缩血小板，且应以患者能够耐受的最快速度尽快输注。输血前双人认真"三查八对"，输血过程中密切观察有无发生输血反应。

8. 心理护理

护士首先应关心、体贴患者，认真做好护患沟通工作，耐心倾听患者述说，了解患者的性格特点、对疾病的认识程度和理解能力，认真观察患者的情绪反应，总结、分析患者是否存在异常心理状态，以便针对性地给予心理疏导和支持。充分发挥患者及家属在疾病转归过程中的主动性，并能积极主动地参与到治疗和护理过程中，有助于缓解患者焦虑、悲伤情绪。

（六）健康指导

护士向患者及其家属介绍引起再障的可能原因，尽可能避免和减少接触与再障发病相关的危险因素。新装修的房屋不宜立即使用；使用农药和杀虫剂时，做好个人防护；凡从事与易患因素有关的工作者要做好职业防护，定期体检，检查血常规；避免服用对造血系统有损害的药物。向患者及其家属做好用药指导，按医嘱坚持用药，定期监测血压、血常规，复查肝、肾功能等，切忌擅自停药或减量。告知患者及其家属贫血、出血、感染的常见症状和体征，教会患者自我监测，便于了解病情变化；学会自我护理，预防出血和感染。指导学会调节情绪，以乐观积极的心态对待疾病，保持心情舒畅；嘱患者养成良好的生活习惯，保证营养，合理活动，从而增强体质，提高免疫力。

第二节　特发性血小板减少性紫癜

特发性血小板减少性紫癜（idiopathic thrombocytopenic purpura，ITP）是一种免疫介导的血小板被过度破坏和血小板生成受抑制所致外周血中血小板减少的出血性疾病。临床以自发性的皮肤、黏膜及内脏出血，血小板计数减少，血小板生存时间缩短和出现抗血小板特异性自身抗体，骨髓巨核细胞发育、成熟障碍为特点。发病率为（2~10）/10万人口，60岁以上人群的发病率有增加趋势。临床可分为急性ITP和慢性ITP，前者多见于儿童，后者多见于成人，育龄期女性发病率较同年龄阶段男性高。

一、病因与发病机制

目前病因不清，可能与下列因素有关。

（一）感染因素

ITP的发病与细菌或病毒感染相关，急性ITP患者在发病前2周左右多有上呼吸道感染史，慢性ITP患者常因感染使病情加重。

（二）免疫因素

ITP的发病与体液免疫和细胞免疫介导的血小板被过度破坏和生成受抑制密切相关。将ITP患者的血浆输给健康受试者可引起后者一过性血小板减少。50%~70%ITP患者的血浆和血小板表面可检测到血小板膜糖蛋白特异性自身抗体，自身抗体致敏的血小板易被单核-巨噬细胞系统过度破坏。此外，ITP患者的细胞毒T细胞可直接破坏血小板。自身抗体还会损伤巨核细胞或抑制巨核细胞释放血小板，造成血小板生成不足。

（三）肝、脾因素

肝、脾是血小板自身抗体产生的主要部位，也是血小板破坏的主要场所，尤以脾脏最为重要。

（四）其他因素

慢性型多见于育龄期女性，可能与雌激素水平增高，抑制血小板生成及促进单核-巨噬细胞对抗体结合血小板的破坏有关。

二、临床表现

（一）急性 ITP

急性 ITP 多见于儿童，多数发病前 1~2 周有上呼吸道或病毒感染史。起病急骤，常有发热、畏寒。全身皮肤有瘀点、紫癜及瘀斑，鼻腔、牙龈和口腔黏膜出血也较常见，严重者甚至出现血肿、血疱。当血小板 $<20\times10^9/L$ 时，可出现呕血、黑便、咯血、血尿、阴道出血等内脏出血表现，少数患者并发颅内出血而危及生命。出血量过大可导致程度不同的贫血、血压下降甚至失血性休克。病程常呈自限性，在数周内恢复，仅有少数病程超过半年而转为慢性。

（二）慢性 ITP

慢性 ITP 多见于成人，起病隐匿。出血症状轻，但易反复发作。可表现为皮肤、黏膜出血，如紫癜、瘀斑及外伤后出血不止等；内脏出血较少，但月经过多较常见；部分患者可因感染等致病情加重，出现广泛、严重的皮肤、黏膜及内脏出血；长期月经过多可出现失血性贫血。

三、诊断

广泛出血累及皮肤、黏膜及内脏；至少 2 次血常规检查结果显示血小板计数减少，血细胞形态无异常；脾一般不增大；骨髓巨核细胞数增加或正常，有成熟障碍；排除其他继发性血小板减少症。

四、治疗

（一）一般疗法

出血严重、血小板明显减少（$<20\times10^9/L$）者应卧床休息，防止各种创伤及颅内出血。可使用维生素 C、酚磺乙胺、氨基己酸等止血药物。ITP 患者若无明显出血倾向，血小板计数 $>30\times10^9/L$，且不接受手术、创伤性检查和治疗者，可临床观察，暂不予以药物治疗。

（二）使用糖皮质激素

糖皮质激素为首选药物，近期有效率约为 80%。其作用机制是抑制单核-吞噬细胞系统吞噬和破坏血小板；减少血小板自身抗体生成及减轻抗原抗体反应；降低毛细血管通透性；刺激骨髓造血及促进血小板向外周的释放等。常用泼尼松每日 1 mg/kg 口服，待血小板接近正常后，1 个月内快速减量至最小维持量（每日 5~10 mg）。治疗 4 周后无效者停药；也可口服地塞米松，每日 40 mg，用药 4 日。

（三）静脉输注丙种球蛋白

静脉输注丙种球蛋白主要用于处理 ITP 急症、不能耐受糖皮质激素者或用于脾切除术前准备、合并妊娠或分娩前。常用剂量为每日 400 mg/kg，用药 5 日，或每日 1.0 g/kg，用药 2 日。

（四）脾切除

脾切除适用于糖皮质激素治疗无效、维持剂量大于每日 30 mg、有糖皮质激素使用禁忌证者。脾切除治疗的近期有效率为 70%~90%，长期有效率为 40%~50%，无效者也可以减少糖皮质激素用量。

（五）使用免疫抑制剂

免疫抑制剂一般不作为首选，主要用于以上治疗无效或疗效差者，可与糖皮质激素合用提高疗效或减少激素的用量，常用药物有长春新碱、环磷酰胺、硫唑嘌呤、环孢素、CD20 单克隆抗体等。

（六）急重症的处理

急重症主要包括：血小板计数$<20\times10^9$/L 者；出血广泛而严重者；疑有或已经发生颅内出血者；近期将实施手术或分娩者。处理措施包括血小板输注、静脉输注丙种球蛋白、应用大剂量甲泼尼龙。

五、常见护理诊断/问题

（一）有受伤的危险
与出血与血小板减少有关。

（二）有感染的危险
与糖皮质激素、免疫抑制剂治疗致机体抵抗力下降有关。

（三）恐惧
与血小板减少、出血严重可危及生命有关。

六、护理措施

（一）减少活动

嘱患者急性出血期应绝对卧床休息，离床活动时动作要轻缓，谨慎小心，避免外伤，以防诱发出血。

（二）饮食

患者应摄入高热量、高蛋白质、高维生素、少渣软食，减少对胃肠道的刺激，避免损伤口腔黏膜。

（三）病情监测

护士密切观察患者生命体征及意识变化，注意出血部位、范围及出血量，有无内脏及颅内出血的症状、体征，及时发现皮肤、黏膜新发出血或内脏出血。注意治疗后出血情况、血小板计数等检查结果。

（四）预防和避免加重出血

血小板计数低于 $20 \times 10^9/L$ 者，应绝对卧床休息，进食少渣饮食，保持大便通畅。有便秘者可给予开塞露等药物辅助排便，以免用力排便而引起颅内压增高，导致颅内出血。具体护理措施参见本章第一节"贫血"中的"再生障碍性贫血"相关护理措施。

（五）预防感染的护理

患者长期使用糖皮质激素、免疫抑制剂治疗，易诱发或加重感染，使病情加重，故应加强预防和控制感染。

（六）用药护理

正确执行医嘱，注意观察及预防药物的不良反应。长期应用糖皮质激素者，特别是大剂量应用时，不良反应明显，具体护理措施参见第四章第二节"肾病综合征"药物护理的相关内容。

七、健康指导

护理人员给患者讲解本病的有关知识，使其能够正确认识疾病，保持乐观态度，避免情绪紧张，积极配合治疗。嘱患者注意休息和营养，指导患者避免人为损伤而诱发或加重出血，缓解期避免诱发因素，适当锻炼身体，预防感染。嘱患者定期门诊复查血常规、血压、血糖及肝、肾功能等，教会患者自我监测出血征象，如有异常应及时就医。做好用药指导。向患者做好解释，使患者了解药物的作用及不良反应，告知其按时、按剂量、按疗程用药的重要性，不可自行减量或停药。服用糖皮质激素者要注意个人卫生，防止感染；嘱患者低盐饮食，每周测体重，防止水钠潴留加重肾脏负担；指导患者餐后服药以减轻胃肠道反应；告知患者不滥用药物，特别是对血小板有损伤作用的药物，如阿司匹林等。

第三节　白血病

白血病是一类造血干细胞的恶性克隆性疾病。克隆中的白血病细胞失去进一步分化成熟的能力而停滞在细胞发育的不同阶段，在骨髓和其他造血组织中，白血病细胞大量增生积聚，并浸润其他器官和组织，而正常造血功能受抑制。根据白血病细胞的成熟程度和患者的自然病程，白血病可分为急性和慢性两大类。急性白血病起病急，细胞分化多停滞在原始细胞及早期幼稚细胞阶段，病情发展迅速，自然病程仅数月。慢性白血病起病缓慢，细胞分化多停滞在较成熟的幼稚细胞和成熟细胞阶段，病情发展慢，自然病程为数年，若发生急性变则病情急转而下。不同类型的白血病有不同的临床特点，但其共同临床表现均为贫血、发热、出血、肝大、脾大、淋巴结肿大及外周血液中出现幼稚细胞。我国白血病的发病率约为 2.76/10 万，急性白血病比慢性白血病多见。在恶性肿瘤的病死率中，白血病居第 6 位（男性）和第 8 位（女性），在儿童及 35 岁以下成人中则居第 1 位，是儿童和青少年最常见的恶性肿瘤，并且急性白血病占小儿白血病的 90% 以上，发病年龄以学龄前期和学龄期多见。

白血病的病因和发病机制比较复杂，至今尚未完全阐明。①病毒感染：已经证实引起一些动物白血病的病毒是一种 C 型逆转录病毒。成人 T 淋巴细胞白血病/淋巴瘤可由人类 T 淋巴细胞病毒所致。②放射因素：电离辐射有致白血病作用，一次大剂量或多次小剂量照射均可引起白血病。放射线可使骨髓抑制、机体免疫力缺陷、染色体发生断裂和重组等改变。③化学因素：多种化学物质和药物均可诱发白血病。苯及其衍生物致白血病作用已经确定。氯霉素、保泰松、烷化剂及抗肿瘤的细胞毒药物等也有致白血病作用。④遗传因素：某些遗传性疾病有较高的白血病发病率，如唐氏综合征、先天性再生障碍性贫血等。一个家族中偶有多个白血病患者。⑤其他：某些血液病最终可能发展为白血病，如骨髓增生异常综合征、淋巴瘤、多发性骨髓瘤等。综上所述，白血病的发生与机体免疫功能低下、对病毒的易感性、长期接触有害的理化因素以及某些遗传背景有关，染色体突变、异常的细胞凋亡与基因表达等诸多环节均会引起白血病。

治疗白血病主要采用联合化疗、对症支持治疗及骨髓移植等。近年来对急性白血病的治疗有显著进展，化疗是治疗白血病的主要手段。联合化疗分2个阶段。第一阶段为诱导缓解，即采用某一化疗方案，从化疗开始到完全缓解，完全缓解标准是白血病的症状、体征消失，血常规和骨髓象基本正常。第二阶段为缓解后治疗，其目的是继续消灭体内残存的白血病细胞，防止复发，延长缓解期，争取治愈，要求早日强化，定期巩固，维持较长时间。急性白血病化疗主张尽快达到完全缓解，不同细胞类型的白血病所选择的化疗方案有所差异；慢性白血病主张采用温和手段，稳步纠正白血病细胞数及肿大的浸润器官。慢性粒细胞白血病化疗首选羟基脲，也可用白消安（马利兰）和α-干扰素。后者与羟基脲或白消安联用可提高疗效。慢粒急性变按急粒化疗方案执行。慢性淋巴细胞白血病进展期化疗首选苯丁酸氮芥，也可用环磷酰胺治疗。中枢神经系统白血病多发生在白血病的缓解期，因化疗药物不易透过血脑屏障，故在白血病诱导缓解后应立即进行预防性治疗，选用甲氨蝶呤鞘内注射。化疗可使成人急性白血病完全缓解率和5年无病生存率明显提高。自体骨髓移植能够使部分患者无病生存时间明显延长。

一、急性白血病

急性白血病是造血干细胞的恶性克隆性疾病，发病时骨髓中异常的原始细胞及幼稚细胞（白血病细胞）大量增殖，并广泛浸润肝、脾、淋巴结等各种脏器，抑制正常造血。

（一）分类

目前国际通用的是FAB分类法（英、法、美白血病协作组，简称FAB），将急性白血病分为急性淋巴细胞白血病（acute lymphocytic leukemia，ALL，简称急淋）和急性非淋巴细胞白血病（acute nonlymphocytic leukemia，ANLL，简称急非淋）或急性髓系白血病（acute myelogenous leukemia，AML）两大类。

1. 急淋

可分为3个亚型：L_1型，原始和幼淋巴细胞以小细胞为主（直径≤12 μm）；L_2型，原始和幼淋巴细胞以大细胞为主（直径>12μm）；L_3型，原始和幼淋巴细胞以大细胞为主，大小较一致，细胞内有空泡，胞质嗜碱性，染色深。

2. 急非淋

可分为 8 个亚型：M_0 型，急性髓细胞白血病未分化型；M_1 型，急性粒细胞白血病未分化型；M_2 型，急性粒细胞白血病部分分化型；M_3 型，急性早幼粒细胞白血病；M_4 型，急性粒-单核细胞白血病；M_5 型，急性单核细胞白血病；M_6 型，急性红白血病；M_7 型，急性巨核细胞白血病。

FAB 分类法虽已经被国际普遍采用，但存在一定的局限性，因此在此基础上，综合运用白血病细胞形态学（morphology）、免疫学（immunology）、细胞遗传学（cytogenetics）及分子生物学（molecular biology）提出了 MICM 综合分型，更有利于指导治疗和判断预后。

（二）护理评估

1. 健康史

护理人员询问患者有无接触放射性物质或化学毒物，是小剂量接触还是大剂量接触，是经常接触还是偶尔接触；是否用过细胞毒性药物，是长期服用还是偶尔服用；家族中是否有类似疾病患者；既往是否有其他血液病（ITP、淋巴瘤、多发性骨髓瘤等最终可能发展为急性白血病）；有无慢性病毒感染病史。对再入院者，应了解患者原有化疗方案及化疗次数、用药效果，能否耐受化疗及是否达到完全缓解等。

2. 身体状况

急性白血病呈迅速进展，但起病方式缓急不一，发病急者突然高热、严重出血及全身迅速衰竭，发病缓慢者表现为进行性贫血、低热和出血倾向。

（1）贫血：常为首发表现，呈进行性加重。贫血的原因主要由于正常造血受抑制、无效性红细胞生成、溶血和出血等综合因素所致，约半数患者就诊时已有重度贫血。

（2）发热：与感染有关，半数以上患者以发热起病，可低热，也可高热达 39 ℃以上，热型不定。虽然白血病本身可以发热，但高热往往提示有继发感染。①感染部位以咽峡炎、口腔炎最多见，肺部感染和肛周炎等也常见，严重时可致败血症。②致病菌以革兰氏阴性杆菌最多见，如肺炎克雷伯菌、铜绿假单胞菌、大肠杆菌等。近年来，革兰氏阳性球菌感染率呈上升趋势，如金黄色葡萄球菌等。长期应用抗生素者可出现真菌感染。病毒感染如带状疱疹也易见。③感染的发生机制与正常粒细胞减少、免疫功能缺陷和医院内交叉感染等有关。

（3）出血：约1/3患者早期即有出血表现，以皮肤黏膜出血最多见，表现为瘀点、瘀斑，鼻、牙龈或口腔黏膜出血。内脏出血可有呕血、便血、尿血、咯血和阴道出血。颅内出血最为严重，常导致死亡，以 M_3 型最为多见。出血主要是血小板减少所致。

（4）器官和组织浸润：白血病细胞可浸润全身组织和器官，出现相应的临床表现。①肝、脾和淋巴结肿大：以 ALL 较多见。②骨骼和关节：骨骼或关节疼痛是白血病常见症状，儿童多为四肢骨，成人以胸骨多见。胸骨压痛有助于疾病诊断。③中枢神经系统白血病：可发生在白血病各个时期，多见于 ALL 治疗的缓解期，尤其是儿童。临床表现为头痛、呕吐、颈项强直，甚至抽搐、昏迷等。④其他部位浸润：如皮肤和黏膜、眼部、睾丸、心肺等部位均可受浸润。

3. 心理-社会状况

急性白血病患者由于病情严重，发展迅速，在诊断明确后常会感到死亡的威胁，加上治疗效果不佳，容易出现忧心忡忡、惊恐不安、悲观失望、愤怒和绝望。白血病化疗期间因药物的不良反应常有严重恶心、呕吐、食欲减退、口腔黏膜溃疡、脱发等表现，使患者十分苦恼，加上粒细胞减少（或缺乏）时进行的保护性隔离，患者常感孤独，甚至出现拒绝或恐惧治疗。白血病一旦确诊，对家属也是沉重的打击，日渐加重的精神和经济负担对家庭成员及整个家庭功能均可造成严重的影响。

（三）常见护理诊断/问题

1. 活动无耐力

与白血病引起代谢增高、贫血及大量、长期化疗的不良反应有关。

2. 有出血的危险

与血小板减少、白血病细胞浸润等有关。

3. 有感染的危险

与正常粒细胞减少、化疗有关。

4. 潜在并发症

化疗药物的不良反应。

5. 预感性悲哀

与患急性白血病有关。

6. 体温过高

与感染和（或）肿瘤细胞代谢亢进有关。

7. 疼痛

与白血病细胞浸润骨骼和四肢肌肉、关节有关。

8. 营养失调，低于机体需要量

与白血病代谢增加、高热、化疗致消化道反应及口腔炎有关。

9. 自我形象紊乱

与化疗药物引起脱发有关。

10. 口腔黏膜改变

与白血病细胞浸润、化疗反应及继发真菌感染等有关。

11. 知识缺乏

缺乏白血病治疗、预防感染、出血等方面的知识。

（四）护理目标

1. 患者活动耐力增强，日常活动无不舒适感。

2. 患者白血病细胞减少，成熟粒细胞增多；营养不良改善，贫血纠正；未发生严重感染。

3. 患者能正确面对患病现实，积极配合治疗和护理，情绪稳定，惊恐不安、悲观失望的情绪减轻或消失。

4. 患者能说出化疗可能出现的不良反应，并能积极应对。

（五）护理措施

1. 一般护理

（1）休息和活动。病情较轻的患者和缓解期患者可适当休息，在力所能及的范围内完成部分日常生活活动和进行适当的运动；化疗期间以及严重贫血、感染或有明显出血倾向等病情较重者应绝对卧床休息；为正在进行保护性隔离的患者提供必要的运动设施；根据病情，护理人员协助患者洗漱、进食、大小便等，以保证充分休息和防止病情加重。

（2）饮食护理。患者的营养状况对能否坚持化疗及疾病的预后有着十分重要的意义，尤其是化疗期间，患者消耗大、食欲差，必须调节饮食。应给予高热量、高蛋白、高维生素、容易消化的饮食，多食新鲜蔬菜和水果，不断改变饮食种类，改善烹饪方法，营造清洁、安静、舒适的进餐环境以增进食欲；有消化道出血时应禁食或进少量流质；化疗时饮食宜清淡，少量多餐，多饮水，多进果汁，必要时遵医嘱给予鼻饲或静脉高营养，以保证能量需要。

2. 心理护理

建立良好的护患关系。护士应关爱患者，多与患者交流沟通，为患者创造一个安全、信任的环境，以减轻患者的痛苦，激发患者的希望和信心。根据白血病不同时期患者的心理反应进行针对性的护理。

3. 保护性隔离

化疗药物不仅会杀伤白血病细胞，正常细胞同样也会受到杀伤。因此，患者在诱导缓解治疗期间很容易发生感染，当成熟粒细胞绝对值≤$0.5×10^9$/L时，发生感染的可能性更大，此时应采用保护性隔离措施，条件允许宜住在无菌层流病房。若无无菌层流病房，则置患者于单人病房，保证室内空气新鲜，定时进行空气和地面消毒，尽量减少探视，以避免交叉感染。加强口腔、皮肤及肛周护理。若患者有感染征象时，应协助医生做咽拭子、分泌物、血、尿、粪便等标本培养，并遵医嘱应用抗生素，积极控制感染。

4. 化疗护理

（1）化学性静脉炎及组织坏死的防护。某些化疗药物如柔红霉素、阿霉素、长春新碱等对组织刺激性大，多次注射会引起静脉周围组织炎症；若注射时药液渗漏，会引起局部组织坏死。故化疗时应注意如下几点：①合理使用静脉血管，选择静脉应注意先远端静脉后近端静脉，逐步向上移行。若药物刺激性强、剂量大时，宜首先选用大血管注射。每次更换注射部位并强调熟练的静脉穿刺技术，避免穿透血管，注射完毕后轻压血管数分钟，以防药液外渗或发生血肿；②静脉穿刺后先用生理盐水输注冲管，确定针头在静脉内方能注入药物，药物输完后再用生理盐水冲洗后拔针，以减轻药物对局部组织的刺激。③输注时疑有或发生外渗，立即停止注入，不要拔针，由原部位回抽 3~5 mL 血液，以除去一部分药液，局部滴入生理盐水以稀释药液或滴入解毒药，遵医嘱应用利多卡因等进行封闭，局部冷敷后再用 50%硫酸镁湿敷等。发生静脉炎症时处理同药液外渗。

（2）骨髓抑制。大剂量化疗药物的使用可引起严重的骨髓抑制。多数化疗药抑制骨髓至最低点的时间为 7~14 日，恢复时间为之后的 5~10 日，因此在化疗中必须定期查血常规，每次疗程结束必要时做骨髓穿刺，以便观察疗效及骨髓受抑制情况。护理人员在操作时最好戴清洁的橡胶手套，以免不慎将药液沾染皮肤而影响自身健康。

（3）胃肠道反应。许多化疗药物可引起恶心、呕吐、食欲不振等反应。化疗期间应给患者提供一个安静、舒适、通风良好的休息环境，避免不良刺激。饮食要清淡、可口，少量多餐，进食前后休息一段时间。当患者出现恶心、呕吐时，不要让其进食，及时清除呕吐物，保持口腔清洁。必要时遵医嘱在治疗前1~2小时给予止吐药物，可减轻恶心、呕吐反应。

（4）肝、肾功能损害。巯嘌呤、甲氨蝶呤、门冬酰胺酶等对肝功能有损害作用，用药期间应观察患者有无黄疸，并定期监测肝功能。环磷酰胺可引起血尿，输注期间应保证输液量，鼓励患者多饮水，观察小便的量和颜色，一旦发生血尿，应停止使用，同时检查肾功能。

（5）其他。长春新碱能引起末梢神经炎、手足麻木感，停药后可逐渐消失。柔红霉素、阿霉素、三尖杉酯碱类药物可引起心肌及心脏传导损害，用药时要缓慢静脉滴注，注意复查心电图。

（6）鞘内注射化疗药物的护理。推注药物宜慢，注射完毕去枕平卧4~6小时，注意观察有无头痛、发热等反应。

5. 健康指导

（1）心理指导。向患者及其家属说明白血病是造血系统肿瘤性疾病，虽然难治，但目前由于化疗的进展和造血干细胞移植的应用，不少患者取得缓解或治愈，应树立信心。

（2）预防感染和出血的指导。嘱患者注意个人卫生，少去人群拥挤的地方，经常检查口腔、咽部有无感染，学会自测体温，勿用牙签剔牙、用手挖鼻孔，避免创伤等。

（3）活动与饮食指导。嘱患者保持生活规律，保证充足的休息和营养，缓解期适当进行健身活动，如散步、打太极拳等以提高抗病能力，减少复发。饮食应富含营养、清淡、少刺激。

（4）指导患者按医嘱用药，定期门诊复查血常规。

（5）长期接触放射性核素或苯类化学物质的工作人员必须严格遵守劳动保护制度。

二、慢性骨遭系白血病

常见慢性白血病有慢性骨遭系白血病（chronic myelogenous leukemia，CML）和慢性淋巴细胞白血病，国内以 CML 多见。CML 又称慢性粒细胞白血病，简称慢粒。临床以脾大、白细胞异常增多和出现 Ph 染色体为特征。

慢粒整个病程可分为 3 期。慢性期：临床无症状，或仅有乏力、低热、多汗、体重减轻等症状，原粒细胞在血中≤5%，骨髓中≤10%。慢性期一般持续 2~3 年，逐渐发展为加速期。加速期：出现不明原因的发热、骨骼疼痛、脾迅速肿大、贫血和出血加重。对传统的抗慢粒药物无效。血或骨髓原粒细胞>10%、外周血嗜碱性粒细胞>20%、血小板进行性减少或增多。此期可持续数月到 1~2 年。急变期：临床表现与急性白血病类似，血或骨髓原粒细胞≥20%。大多数为急粒变，少数为急淋变。预后极差，若不积极治疗，往往患者于 3~6 个月内死亡。

（一）护理评估

1. 健康史

主要询问患者是否长期小剂量或一次大剂量接触 X 线、苯及其衍生物；家族中是否有类似疾病的患者。

2. 身体状况

起病缓慢，早期可无任何表现，部分患者因脾大或白细胞增多在体检中发现而确诊。各年龄均可发病，以中年最多见。

（1）脾大：脾大为最显著特征，脾大可达脐平面，甚至可达盆腔，质地坚实、平滑、无压痛，如发生脾梗死，则压痛明显。半数患者有轻度肝大。

（2）全身症状：随病情发展，逐渐出现乏力、低热、多汗或盗汗、体重减轻等代谢亢进的表现。

（3）胸骨压痛：多发生在胸骨中下段，为重要体征。

3. 心理-社会状况

慢粒进展缓慢，患者一般情况良好，但早期患者也有较大的心理负担，且因慢粒终将发生急性变，易使患者产生揣测，甚至终日惶惶不安，害怕急性变。

（二）常见护理诊断/问题

1. 疼痛

表现为脾胀痛，与脾大、脾梗死有关。

2. 潜在并发症

尿酸性肾病。

3. 活动无耐力

与虚弱或贫血有关。

4. 营养失调低于机体需要量

与机体代谢亢进有关。

（三）护理措施

1. 一般护理

置患者于安静、舒适的环境中，嘱患者减少活动，尽量卧床休息，嘱患者取左侧卧位，以减轻不适感。鼓励患者少量多次进食、进水，以减轻腹胀。

2. 病情观察

（1）护士每日测量患者脾的大小，并做好记录。嘱患者尽量避免弯腰和碰撞腹部，以免发生脾破裂。护士遵医嘱协助患者做脾放射治疗，以减轻脾胀痛。一旦突然发生脾区剧痛，要密切观察生命体征，及时发现有无休克等脾破裂征象；发现患者出现不明原因的高热、贫血、出血加重、进行性脾大等慢粒急性变表现，要及时报告医生，并配合处理。

（2）化疗期间应定期检查患者白细胞计数、血尿酸和尿尿酸含量以及尿沉渣检查等，记录患者 24 小时液体出入量。护士应鼓励患者多饮水，嘱其每日饮水量达 2 000 mL 以上，以排出聚集在肾小管的尿酸。嘱其遵医嘱口服别嘌醇，以抑制尿酸的形成。

3. 用药护理

观察患者用药效果及不良反应。白消安的不良反应主要是骨髓抑制、皮肤色素沉着、肺纤维化、阳痿、停经，用药期间应经常复查血常规等，不断调整剂量。α-干扰素的不良反应有发热、乏力、恶心、血小板减少和肝功能异常等，应定期检查血常规和肝功能。

4. 健康指导

（1）对于慢性缓解期的患者，护士应向患者及其家属讲解疾病的知识，如病情的演变过程等。为了争取延长缓解期，患者必须主动配合治疗，保持情绪稳定，亲友应给予患者精神、物质多方面的支持。待病情缓解后可正常工作和学习，适当锻炼，但不可过劳。生活要有规律，保证充足的营养（给患者提供高热量、高蛋白、高维生素饮食）、休息和睡眠。

（2）嘱患者定期门诊复查。出现贫血加重、发热、脾迅速肿大时，要及时到医院检查。

第四节　造血干细胞移植

造血干细胞移植（hematopoietic stem cell transplantation，HSCT）指对患者进行全身照射、化疗和免疫抑制预处理后，将正常供体或自体的造血细胞经血管注入患者体内，使其重建正常的造血和免疫功能。造血细胞包括造血干细胞和祖细胞。

一、分类

按造血细胞取自健康供体还是患者自身，HSCT分为异体HSCT和自体HSCT。异体HSCT又分为异基因移植和同基因移植。按造血干细胞采集部位的不同，分为骨髓移植、外周血干细胞移植和脐血移植。按人白细胞抗原（human leukocyte antigen，HLA）配型相合的程度，分为HLA相合与部分相合移植。外周血干细胞移植为目前临床最常用的移植方法之一。

二、适应证

（一）非恶性疾病

重型再生障碍性贫血、阵发性睡眠性血红蛋白尿、重型海洋性贫血、镰形细胞贫血等。

（二）恶性疾病

血液系统恶性肿瘤如白血病、多发性骨髓瘤、淋巴瘤等；其他对放、化疗敏感的实体瘤也可考虑做自体HSCT。

三、移植方法

（一）供体选择

自体HSCT的供体是患者自己，应能承受大剂量放、化疗，能动员采集到不被肿瘤细胞污染的足够造血干细胞。

异体HSCT的供体首选HLA相合的具有血缘关系的同胞，次选HLA相合无血缘关系的供体；如有多个HLA相合者，首选年轻男性、ABO血型相合以及巨细胞病毒阴性者。

（二）造血细胞的采集

供者检查身体合格的情况下自愿签署知情同意书，医护人员向供者说明造血干细胞捐献是安全的，不会降低抵抗力，不影响健康。

骨髓的采集需要在手术室以及供者全身麻醉或硬膜外麻醉下进行，多以两侧髂后上棘区域为抽吸点。采集量以受者体重为依据，一般有核细胞数为 $(4\sim6) \times 10^8/kg$。供、受者红细胞血型不合时，需先去除骨髓血中的红细胞和（或）血浆，以防发生急性溶血反应。

外周血造血干细胞的采集：在通常情况下，外周血造血干细胞很少，采集前需给予粒细胞集落刺激因子于皮下注射 4 日进行动员，使外周血中 $CD34^+$ 造血干细胞升高，第 5 日开始用血细胞分离机采集，一般采集 1~2 次即可。采集的 $CD34^+$ 细胞至少达到受者每公斤体重的 2×10^6 个。

脐带血造血干细胞的采集：采集前确认新生儿无遗传性疾病，为确保质量，留取标本进行血型、HLA 配型、有核细胞和 $CD34^+$ 细胞计数等的检查。

（三）患者预处理

其目的是最大限度清除体内的异常细胞，抑制受体免疫反应以减少排斥移植物。预处理主要采用全身照射、应用细胞毒药物和免疫抑制剂。根据预处理的强度，移植分为传统的清髓性 HSCT 和非清髓性 HSCT。对于大多数患者，尤其是年轻的恶性肿瘤患者以采用传统的清髓性预处理为主。常用的预处理方案为全身照射并用环磷酰胺静脉输注；白消安和环磷酰胺联合使用等。非清髓性 HSCT 主要适用于病情进展缓慢、肿瘤负荷较小，并且对移植物抗白血病作用较敏感的患者，不适合常规移植和年龄大于 50 岁的患者。

四、护理

（一）无菌层流病房的准备

无菌层流病房的空气洁净度可达到 100 级，能有效减少 HSCT 患者继发感染的机会，是预防继发细菌、真菌感染的重要保障。使用前要对室内空间及物品进行严格的清洁、消毒和灭菌处理，并进行空气及物品表面细菌培养，合格后才能开始收治患者。

（二）患者入无菌层流病房前的护理

1. 心理护理

护士应了解患者及其家属对所患疾病及 HSCT 的认知程度、是否有充分的思想准备、患者的经济状况等；向患者及其家属介绍无菌层流病房内制度、环境，讲解 HSCT 的方法、步骤和可能出现的并发症以及如何配合每日的治疗和护理工作。护士应以主动热情的态度关心、体贴和理解患者，多与患者交流，解答患者的疑问，从而消除患者的疑虑、紧张及恐惧心理。

2. 身体准备

（1）异体移植需要做人白细胞抗原（HLA）配型。

（2）全面身体检查：移植前检查患者血常规，骨髓象，血生化，肝、肾功能，心电图及人类巨细胞病毒等；彻底治疗或清除感染灶，尤其注意外阴、口腔、咽喉、皮肤等处有无感染病灶。

（3）体表准备及眼、耳、鼻、口腔、会阴部消毒：入室前 1~2 日，剃去全身毛发，修剪指（趾）甲，淋浴后经 0.05% 氯己定液药浴 30 分钟，更换无菌衣裤、拖鞋后进入无菌层流病房。

（4）肠道消毒：入无菌层流病房前 3 日开始口服肠道不易吸收的抗生素进行肠道消毒，前 1 日口服 20% 甘露醇导泻。

（5）深静脉置管：用于确保化疗药物、造血干细胞、静脉高营养等各项输注性治疗顺利进行。

（三）患者进入无菌层流病房后的护理

患者在预处理后，其骨髓造血及免疫功能严重损害，极易发生严重感染、出血。对感染进行预防和控制是移植成败的关键，必须加强全环境保护及消毒隔离制度，最大限度地减少外源性感染。

1. 无菌环境和物品的消毒

（1）患者进入无菌层流病房后，相关管理人员和（或）护理人员应每日用消毒液擦洗天花板、墙壁、家具、地面 2 次；紫外线消毒每日 3 次，每次 30 分钟；每周空气、物体表面细菌监测培养 1 次；每日更换床单、枕套、衣裤、拖鞋并消毒；无菌层流病房的所有物品包括被褥、卫生纸、书刊、水杯、脸盆、便器等需根据物品的性状及耐受性选用高压灭菌、化学消毒等消毒灭菌方法。

（2）医护人员自身净化，经常修剪指甲，入室前沐浴，更换消毒的隔离服、口罩、帽子、拖鞋，用抗菌皂液清洁双手，经风淋吹淋后进入层流病室。医护人员和探视人员进入患者房间、接触患者前后均需再次消毒手。一次入室人员不超过 3 人，查房、治疗、护理要合理安排时间，避免做大幅度动作，尽量避免不必要的接触。患上呼吸道感染者不得入室，以免增加感染患者的机会。

2. 患者的护理

（1）患者的生活护理：患者进食的饭菜、食物需用微波炉加热5分钟以上，带皮水果用消毒液浸泡15分钟后去皮食用。患者继续口服肠道不吸收的抗生素，口服的药片需要每面用紫外线照射15分钟后服用。护士为患者进行每日3次口腔护理，患者进餐前后用3%硼酸和3%碳酸氢钠交替漱口。患者鼻腔和外耳道用0.05%的碘仿擦拭，每日3次，用0.1%的利福平和0.5%卡那霉素滴眼液交替滴眼，每日3次。患者每日沐浴或擦浴1次，便后及晚间用氯己定或碘仿溶液坐浴，女性患者每日会阴清洗1次。

（2）成分输血的护理：在预处理阶段的大剂量化疗引起患者骨髓抑制，可根据病情遵医嘱输入血液制品，为了预防输血相关的移植物抗宿主病，所有含细胞成分的血液制品在输注前必须照射$25 \sim 30$ Gy，灭活具有免疫活性的T淋巴细胞。

（3）静脉置管的护理：护士应每日常规观察患者穿刺部位有无红肿、渗血、渗液、疼痛、硬结及分泌物，严格执行无菌操作和导管使用原则，防治导管堵塞和滑脱。同时注意导管与输液器连接紧密，避免在导管内抽血，穿刺处若有分泌物应及时做分泌物培养，并保持局部清洁、干燥，敷料被污染时及时更换。每日监测患者体温，疑有置管引起的感染时应拔管并送培养。

（4）预处理期间化疗和放疗的护理：预处理期间液体量较多，要有计划地调整输液速度，保证药液按时、准确输入。应用大剂量环磷酰胺者，除大量补液、碱化尿液外，应鼓励患者多饮水，以稀释尿液，增加尿量，防止发生出血性膀胱炎。口服给药者若发生呕吐，注意观察呕吐物中是否有药物残渣，必要时追加药量。全身放疗后患者常有恶心、呕吐、发热、腮腺肿胀、腹泻等，应密切观察，并给予对症处理。

（5）心理护理：患者单独居住无菌层流室，无亲人陪伴，加上机器噪声、预处理时的剧烈反应以及各种并发症的威胁等，易失眠、紧张、恐惧，甚至悲观、绝望。护士应理解患者的痛苦，关心、体贴患者，多与之交谈，建立信任关系；给予全方位护理，协助其进行各项生活护理；介绍移植后长期存活的病例，增强其战胜疾病的信心，鼓励患者坚持治疗，以达到康复目的。

3. 造血干细胞输注的护理

（1）输注异体造血干细胞前遵医嘱给予地塞米松、异丙嗪等抗过敏药物，以减少输注反应。

（2）造血干细胞应用无滤网的输液器输入。因骨髓中的脂肪颗粒可以引起肺栓塞，所以骨髓血干细胞回输前应将装有骨髓血的采集袋（瓶）倒置 15~30 分钟，使骨髓中脂肪浮于上层，速度要慢，观察 15~20 分钟无反应后再调整滴速，约 100 滴/分，每袋骨髓液输至最后 5 mL 时弃去，以防肺栓塞。异体外周造血干细胞在采集后当日经深静脉置管快速静脉滴注回输。

（3）输注时行床旁监护，输入异体造血干细胞时注意观察患者有无发热、过敏等不良反应，血型不合时应观察患者有无溶血反应，注意患者尿色、尿量变化，给予对症处理。

（4）自体干细胞或脐血干细胞应在复温后回输，输注时注意观察是否出现干细胞冷冻保护剂的毒副作用如恶心、呕吐、头痛、血压升高等。

4. 移植后并发症的观察和护理

（1）感染。感染是造血干细胞移植的常见并发症，与宿主防御功能受损有关，可发生于移植后早、中、晚期。早期为移植后 1 个月内，中期为移植后 2~3 个月，晚期为移植 3 个月后。护士应密切观察患者病情变化，每日询问患者有无不适，监测生命体征，听诊心律及肺部有无啰音。移植后 1 周内患者白细胞可降至（0~0.1）×10^9/L，易发生细菌、病毒和真菌感染，应注意观察体内有无感染灶，及时向医师报告。待血小板回升后可指导患者适量床旁活动，如伸展、扩胸运动，以促进呼吸道分泌物排出，防止肺部感染。

（2）出血。血小板极度低下是导致患者出血的主要原因，移植后患者的血小板恢复较慢，若血小板低于 20×10^9/L，护士应嘱患者减少活动、进软食、保持大便通畅。每日监测患者血常规，注意血小板计数，密切观察皮肤有无出血点、瘀斑，有无鼻出血、牙龈出血，注意尿、大便及痰液的颜色，有无颅内出血的征象，必要时遵医嘱输注浓缩血小板。

（3）移植物抗宿主病（graft-versus-host disease，GVHD）。GVHD 是异基因 HSCT 最主要且严重的并发症。植活的供者造血干细胞含有免疫活性细胞，主要为 T 细胞，攻击受者同种异基因抗原导致组织损伤，称为 GVHD。GVHD 分为急性、慢性两型，一般移植后 100 日以内发生的为急性 GVHD，主要累及皮肤、消化道和肝，表现为皮肤红色斑丘疹、腹泻、肝功能异常等；100 日以后发生的为慢性 GVHD，可累及全身所有器官和组织，可为局限性硬斑或全身性硬皮病、肝功能异常、干燥综合征、关节炎、闭塞性支气管炎和胆汁淤积等自身免疫性表现。GVHD 轻者可治愈，重者可死亡，具体护理如下。①用药护理。GVHD 的预防重于治疗，主要方法有单独或联合应用免疫抑制剂和消除 T 淋巴细胞。常用的预防方案为环孢素联合甲氨蝶呤，常规于移植前 1 日开始每天静脉滴注环孢素 2~4 mg/kg，持续 1 个月，待消化道反应过后改为口服，维持血药浓度在 150~250 g/mL，一般至少使用 6 个月。环孢素有肾毒性，可引起高血压、糖耐量异常、头痛、恶心、多毛、痤疮、牙龈增生、癫痫等，使用前护士要向患者做好解释，用药过程中及时复查肝、肾功能，注意血压、尿量变化。此外，糖皮质激素、抗胸腺细胞球蛋白等也可以作为预防用药。应用大剂量糖皮质激素可诱发感染和消化道溃疡出血，应注意体温变化、大便性状。联合应用抗胸腺细胞球蛋白时，应注意患者有无过敏反应。②病情观察及护理。急性 GVHD 易发生在移植后的 20 日左右，此时期白细胞逐渐回升，护理人员要注意观察患者耳后、手掌、脚心等部位的皮肤改变，以便及时发现、及时处理，以免延误治疗。一般最常出现的是皮肤红斑和斑丘疹，皮疹严重时会发生表皮坏死、皮肤剥脱和水泡形成。护理人员应保持皮肤、床单位清洁，嘱患者每日温水擦浴，衣物选择质地柔软的种类，以防出血、感染，严重的表皮剥脱可采取暴露疗法。肠道症状是急性 GVHD 的主要症状，注意观察患者腹痛、腹泻的情况，准确记录腹泻次数、大便性质及量，加强患者肛周护理，防止感染。腹泻期间患者应进少渣、清淡、半流质饮食，腹泻量大时暂禁食，静脉补充营养。注意观察患者皮肤、巩膜有无黄疸，口腔黏膜有无红斑、溃疡等，发现异常及时报告医师。

（4）肝静脉闭塞病。该并发症是一种以肝内小静脉纤维性闭塞为主要病理改变的疾病，表现为不明原因的体重增加、肝区疼痛、肝大、腹水、黄疸等。多认为由于预处理时大剂量的化疗药物损伤了肝细胞和血管内皮细胞，进而造成凝血的激活，使肝静脉受阻而发生。遵医嘱应用小剂量肝素、前列腺素 E2、熊去氧胆酸等可预防肝静脉闭塞病的发生。移植后患者每日称体重，必要时测量腹围，观察有无上述症状出现。患者若发生肝静脉闭塞病时要限制钠盐摄入，以改善微循环和利尿治疗。

五、健康指导

护士嘱患者保证充足的休息、睡眠，每日睡眠应保证在 8 小时以上；保持乐观和良好的情绪状态。随着疾病的恢复，可以适当地进行体育锻炼，如散步、听音乐、打太极拳等活动，并逐渐增加活动量。HSCT 后 2 年内不宜从事重体力劳动。指导患者维持饮食平衡，原则上以清淡、有营养、易消化的食物为主，要保证足够的水分摄入，限制辛辣、刺激性强、坚硬的食物。

指导患者出院后预防感染的措施：避免接触患病的人和家畜及其分泌物；避免在公共游泳池游泳；避免去人多的地方；注意保暖，防感冒；注意饮食卫生，不食隔夜食物；注意口腔和皮肤护理，勤洗澡、更衣，保持大便通畅，便后坐浴等。

嘱患者遵医嘱坚持用药，向患者讲解合理用药的目的，药物的剂量、用法及用药后可能出现的不良反应等；定期检测药物浓度。告知患者到医院复查血常规和骨髓检查的时间。教会患者自我识别一些常见症状，如出现疲乏，皮肤、黏膜黄染，出血，皮疹，咳嗽，发热，腹痛，腹泻等不适时应及时就医。

第六章　内分泌科疾病的护理

第一节　腺垂体功能减退症

腺垂体功能减退症是由不同病因导致的一种或多种垂体激素分泌不足或缺乏的一组临床综合征，可原发于垂体病变，也可继发于下丘脑病变。因病因不同，累及的激素种类和数量不同，临床表现也不同，但经补充所缺乏的激素后，症状可迅速缓解。生育期妇女因产后腺垂体缺血坏死所致腺垂体功能减退者称为希恩综合征。

一、病因与发病机制

各种可损伤下丘脑、下丘脑-垂体通路和垂体的疾病均可导致本病，常见病因如下。

（一）垂体瘤

垂体瘤是成人腺垂体功能减退症最常见的原因，可分功能性和非功能性腺瘤，大多属良性。腺瘤增大常压迫正常腺垂体组织，引起腺垂体功能减退。

（二）下丘脑病变

炎症、肿瘤、淋巴瘤、白血病、肉芽肿等可直接破坏下丘脑神经分泌细胞，使生长激素释放激素分泌减少，从而减少腺垂体分泌各种促靶腺激素、生长激素和催乳素等。

（三）垂体缺血性坏死

因妊娠期间腺垂体生理性肥大，代谢旺盛，对缺血、缺氧敏感，在急性缺血时极易受损。胎盘早剥、前置胎盘、子宫收缩无力等情况会导致产后大出血、休克，使腺垂体缺血坏死和纤维化，导致腺垂体功能低下，即希恩综合征。

（四）手术、创伤或放射性损伤

垂体瘤切除、术后放疗后均可损伤垂体；颅骨骨折可损毁垂体柄和垂体门静脉血液供应；鼻咽癌放疗也可损坏下丘脑和垂体，引起垂体功能减退。

（五）感染和炎症

各种病毒、细菌、真菌等感染引起的脑炎、脑膜炎、流行性出血热、结核等均可引起下丘脑-垂体损伤而致功能减退。

（六）其他

遗传因素、长期使用糖皮质激素、垂体卒中以及颞动脉炎、海绵窦处颈内动脉瘤等均可引起本病。

二、临床表现

腺垂体功能减退症的临床表现取决于腺垂体受损程度，一般腺垂体组织破坏50%以上才出现临床症状，破坏75%时症状明显，破坏达95%症状严重。最早表现为促性腺激素、生长激素和泌乳素缺乏，其次是促甲状腺素缺乏，然后可伴有促肾上腺皮质激素缺乏，临床表现为各靶腺功能减退。垂体及蝶鞍上肿瘤可伴占位性病变的症状和体征。希恩综合征多表现为全腺垂体功能减退，但无占位性病变的症状和体征。

（一）性腺功能减退

性腺功能减退常最早出现，女性多有产后无乳、乳腺萎缩、经量减少或闭经、生殖器萎缩、不育；男性多有勃起功能障碍，睾丸松软、缩小；两性皆有性欲减退、毛发脱落，尤以阴毛、腋毛为甚。

（二）甲状腺功能减退

该表现属于继发性甲状腺功能减退，患者常畏寒，嗜睡，反应迟钝，精神淡漠，皮肤干燥、变粗、苍白、少汗、弹性差。严重者可发生黏液性水肿，食欲不振，便秘，抑郁，精神异常，心率缓慢等。

（三）肾上腺皮质功能减退

患者常有极度疲乏、软弱无力、畏食、恶心、呕吐、体重减轻、低血压、低血糖等表现。因黑色素细胞刺激素减少致皮肤色素减退，患者常有面色苍白、乳晕色素浅淡，有别于原发性慢性肾上腺功能减退症。重者可出现低血糖，对外源性胰岛素敏感性增加。

（四）生长激素不足

成人一般无特殊症状，儿童可致生长障碍。

（五）垂体内或其附近肿瘤压迫症群

最常见的表现为头痛及视神经受损引起偏盲甚至失明等。

（六）并发症

1. 垂体功能减退性危象（简称垂体危象）及昏迷

各种应激，如感染、败血症、腹泻、呕吐、失水、饥饿、寒冷、急性心肌梗死、脑血管意外、手术、外伤、麻醉及使用镇静药、催眠药、降糖药等均可诱发垂体危象及昏迷。根据临床表现不同，分为高热（体温>40 ℃）型、低温（体温<30 ℃）型、低血糖型、低血压循环衰竭型、水中毒型、混合型等，突出表现为消化系统、循环系统、神经系统症状，可出现高热、循环衰竭、休克、恶心、呕吐、头痛、意识不清、谵妄、抽搐、昏迷等严重症状。

2. 感染

常表现为肺部、泌尿道和生殖系统的细菌性感染。

三、诊断

根据患者病史、症状和体征，结合实验室以及影像学检查可作出诊断，但需排除多发性内分泌腺功能减退症，如施密特综合征、神经性厌食、失母爱综合征等。

四、治疗

（一）病因治疗

肿瘤患者应积极采取手术、化疗或放疗等措施。有颅内占位性病变的患者应减轻颅内高压。加强产妇围生期监护，及时纠正产科病理状态，预防产后出血、休克引起的缺血性垂体坏死。

（二）激素替代治疗

多采用靶腺激素替代治疗，需长期甚至终身维持治疗。应先补充糖皮质激素，再补充甲状腺激素，以防发生肾上腺危象。

1. 糖皮质激素

多选用氢化可的松，生理剂量为每日 20~30 mg，模拟生理分泌规律给药，应激状态适当加量。

2. 甲状腺激素

选用左甲状腺素或甲状腺干片。老年患者及冠心病患者宜从最小剂量开始，缓慢递增，以免增加代谢率而加重肾上腺皮质负担，诱发危象。

3. 性激素

病情较轻的育龄女性采用人工周期性月经治疗，可维持第二性征和性功能。男性患者用丙酸睾酮治疗，可改善性欲，促进第二性征发育，增强体质。

（三）垂体危象抢救

快速静脉注射 50% 葡萄糖溶液 40~60 mL，以纠正低血糖，继而补充 5% 葡萄糖氯化钠溶液。补液中加入氢化可的松 200~300 mg/d 静脉滴注，以解除急性肾上腺功能减退危象。有循环衰竭者按抗休克原则治疗；感染致败血症者积极抗感染治疗；水中毒者加强利尿，同时给予泼尼松或氢化可的松；低体温者可给予小剂量甲状腺激素，并注意保暖；高热者予降温治疗。禁用或慎用麻醉药、镇静药、安眠药、降血糖药物等，以防止诱发昏迷。

五、常见护理诊断/问题

（一）活动无耐力

与肾上腺皮质和甲状腺功能低下有关。

（二）潜在并发症

垂体危象。

（三）体温过低

与继发性甲状腺功能减退有关。

（四）性功能障碍

与促性腺激素分泌不足有关。

六、护理措施

（一）休息

嘱患者注意休息和保暖，适当运动，避免过度劳累。

（二）饮食

嘱患者进食高热量、高蛋白及富含维生素和膳食纤维的食物，适当补充钠、钾、氯等含量较高的食物，不宜过度饮水，避免饥饿。

（三）病情观察

护士密切观察患者的意识状态、生命体征，注意监测血糖、血压、体温变化，注意有无垂体危象的发生。

（四）对症护理

及时治疗感染，纠正患者失水或低血糖状态。当患者有感染、外伤、手术等应激状态时及时遵医嘱调整激素用量，避免诱发患者垂体危象。

（五）用药护理

护士应让患者了解用药的目的、学会观察治疗效果和不良反应，护士监测服用甲状腺激素者的心率、心律、体温、体重变化。如服用肾上腺皮质激素者出现欣快感、失眠，则提示药物过量。

（六）心理护理

护士向患者及其家属讲解疾病相关知识，了解疾病对患者生活的影响，及时给予相关指导，动员家属和社会的支持，使患者保持情绪稳定，配合治疗。

（七）垂体危象的抢救配合

患者一旦发生垂体危象，立即报告医师并协助抢救。护士迅速建立患者静脉通路，补充水分，保证激素类药及时、准确使用；保持患者呼吸道通畅，给予氧气吸入；低温者应保暖，高热型患者给予降温处理；做好口腔护理、皮肤护理，保持排尿通畅，防止尿路感染，注意患者安全。

七、健康指导

（一）避免诱因

护士指导患者生活要有规律，避免过度劳累，保持情绪稳定，更换体位时动作应缓慢，以免发生晕厥。冬天应注意保暖。做好皮肤的清洁，预防外伤，少去公共场所或人多的地方，预防感染。

（二）饮食指导

护士指导患者进食高热量、高蛋白、高维生素和丰富膳食纤维、易消化的饮食，少量多餐，以增强机体抵抗力。

（三）用药指导

护士教会患者及其家属认识所服药物的名称、剂量、用法及不良反应，以及让患者意识到随意停药的危险，应严格遵医嘱按时、按量服用药物，不得任意增减药物剂量。

（四）观察与随访

护士指导患者及其家属识别垂体危象的征兆，若有感染、发热、外伤、腹泻、呕吐、头痛等情况发生应立即就医。外出时随身携带识别卡，以防意外发生。协助患者安排随访时间和各种检查。

第二节　甲状腺功能亢进症

甲状腺功能亢进症简称甲亢，是由甲状腺腺体本身产生甲状腺激素过多而引起的甲状腺毒症，主要表现为神经、循环、消化等系统兴奋性增高、代谢亢进、甲状腺肿大和眼征，包括弥漫性毒性甲状腺肿（Graves 病）、多结节性毒性甲状腺肿、甲状腺自主高功能腺瘤、碘甲亢、桥本甲状腺毒症、新生儿甲状腺功能亢进症、垂体 TSH 腺瘤等。甲亢患病率约为 1%，其中 80% 以上为 Graves 病（Graves disease，GD）。

GD 又称弥漫性毒性甲状腺肿或 Basedow 病、Parry 病，占全部甲亢的 80%~85%，是器官特异性自身免疫病之一，有显著遗传倾向。我国患病率约为 1.2%，男女发病比例为 1：（4~6），20~50 岁高发，主要临床表现有甲状腺毒症、弥漫性甲状腺肿、眼征以及胫前黏液性水肿。

一、病因与发病机制

目前病因与发病机制尚未完全阐明，但公认与自身免疫有关，是一种特殊类型的自身免疫性甲状腺疾病，属器官特异性自身免疫病。

（一）遗传因素

GD 有显著的遗传倾向，并与人类白细胞抗原等基因多态性有关。

（二）免疫因素

在遗传易感背景下，感染、精神创伤等因素可诱发体内免疫功能紊乱，患者血清中可检出促甲状腺激素受体抗体及其他自身抗体，是导致甲状腺肿大或萎缩的原因之一。另外，患者外周血及甲状腺内 T 淋巴细胞数量增多，功能发生改变，GD 浸润性突眼主要与细胞免疫有关。

（三）环境因素

精神刺激、感染、创伤等环境因素作用于免疫系统后会诱发体内的免疫功能紊乱，引起抑制性 T 淋巴细胞的功能和数量减低，加重器官特异性 T 淋巴细胞的损害，降低对甲状腺辅助性 T 淋巴细胞的抑制。特异 B 淋巴细胞在特异辅助性 T 淋巴细胞辅助下，产生异质性免疫球蛋白（自身抗体）。

二、临床表现

多数起病缓慢，少数在感染或精神创伤等应激后急性起病，典型表现有甲状腺激素分泌过多所致高代谢综合征、甲状腺肿和眼征。

（一）甲状腺毒症表现

1. 高代谢综合征

由于甲状腺激素分泌增多，导致交感神经兴奋性增高和新陈代谢加速，患者常有疲乏无力、怕热、多汗、多食善饥、消瘦等，危象时可有高热。

2. 神经精神症状

多言好动、焦躁易怒、紧张不安、失眠、记忆力减退、注意力不集中，也可有手、眼睑和舌震颤。

3. 心血管系统

心悸、气短、心动过速、心尖部第一心音亢进。收缩压增高，舒张压降低，脉压增大，可出现周围血管征。严重者可发生甲亢性心脏病，出现心律失常、心脏增大、心力衰竭，心律失常以心房颤动常见。

4. 消化系统

食欲亢进，多食消瘦。因甲状腺激素可促使胃肠蠕动增快，消化吸收不良而致排便次数增多。重者可有肝大及肝功能异常，偶有黄疸。

5. 肌肉与骨骼系统

部分患者有慢性肌病、肌无力及肌萎缩。周期性瘫痪多见于 20~40 岁的亚洲男性，病程呈自限性，甲亢控制后可治愈。甲亢可影响骨骼脱钙而发生骨质疏松，还可发生指端粗厚，外形似杵状指。

6. 生殖系统

女性常有月经减少或闭经，男性可出现勃起功能障碍、偶见乳房发育。

7. 造血系统

白细胞总数偏低，淋巴细胞比例增加，单核细胞增多。血小板寿命较短，可出现血小板减少症。

（二）甲状腺肿

多数患者有不同程度的甲状腺肿大，多为弥漫性、对称性肿大，质软、无压痛，久病者质地较韧。肿大程度与甲亢轻重无明显关系。甲状腺上下可触及震颤，闻及血管杂音，这为本病重要的体征。

（三）眼部表现

1. 单纯性突眼

单纯性突眼与甲状腺毒症所致交感神经兴奋性增高及甲状腺激素的β-肾上腺能样作用致眼外肌、提上睑肌张力增高有关。单纯性突眼表现为：轻度突眼，突眼度不超过眼球突度参考值上限 3 mm（中国人群眼球突度上限：女性 16 mm，男性 18.6 mm）；瞬目减少；上眼睑挛缩，睑裂增宽；双眼向下看时，上眼睑不能随眼球下落；眼球向上看时，前额皮肤不能皱起；两眼看近物时，眼球辐辏不良。

2. 浸润性突眼

浸润性突眼与眶组织的自身免疫性炎症有关，约占 5%。除上述眼征外，常有眼睑肿胀、肥厚，结膜充血、水肿；眼球突出明显，突眼度超过眼球突度参考值上限 3 mm，且左右突眼度可不相等（相差>3 mm）；眼球活动受限。患者诉有视力下降、异物感、畏光、复视、斜视、眼部胀痛或刺痛、流泪。严重者眼球固定，眼睑闭合不全，角膜外露，可形成溃疡、全眼球炎，甚至失明。

（四）特殊临床表现

1. 甲状腺危象

甲状腺危象是甲亢恶化的严重表现，其发生可能与短时间内大量甲状腺激素释放入血有关。

（1）主要诱因：感染、手术、放射性碘治疗、严重躯体疾病和精神的创伤、口服过量甲状腺激素制剂和手术中过度挤压甲状腺等。

（2）临床表现：早期表现为原有甲亢症状加重，继而高热（体温>39 ℃），心动过速（超过 140 次/分），常有心房颤动或扑动、烦躁不安、大汗淋漓、呼吸急促、畏食、恶心、呕吐、腹泻、大量失水导致虚脱、休克、嗜睡、谵妄或昏迷。

2. 甲状腺毒症性心脏病

表现为心动过速、心排血量增加、心房颤动和心力衰竭。因心动过速和心排血量增加导致的"高排出量型心力衰竭"多见于年轻甲亢患者，常随甲亢控制，心力衰竭得以恢复；因诱发和加重已有或潜在缺血性心脏病而导致的心脏泵衰竭多见于老年患者。10%～15%的甲亢患者可发生心房颤动，30%～50%的甲亢患者发生心力衰竭时并存心房颤动。

3. 胫前黏液性水肿

胫前黏液性水肿与浸润性突眼同属自身免疫性病变，约5%的GD患者伴发本症，多见于胫骨前下1/3部位，皮损为对称性。

4. 其他特殊类型

如淡漠型甲状腺功能亢进症、妊娠期甲状腺功能亢进症、T_3型甲状腺毒症、亚临床型甲状腺功能亢进症等。

三、诊断

根据病史、临床表现和实验室检查即可诊断。早期轻症、小儿及老年人表现为不典型甲亢，有赖于甲状腺功能检查和其他必要的特殊检查方可确诊，还要排除其他原因所致的甲亢。

四、治疗

目前尚不能对GD进行病因治疗，主要治疗包括抗甲状腺药物、放射碘和手术治疗。

（一）抗甲状腺药物治疗

1. 适应证

病情轻、中度患者；甲状腺轻度至中度肿大者；年龄在20岁以下、孕妇、高龄或由于其他严重疾病不宜手术者；手术前或放射碘治疗前的准备；手术后复发而不宜行放射碘治疗者。

2. 常用药物

包括硫脲类和咪唑类两类。硫脲类有甲硫氧嘧啶和丙硫氧嘧啶，咪唑类有甲巯咪唑和卡比马唑。丙硫氧嘧啶和甲巯咪唑较常用，其作用机制是抑制甲状腺内过氧化物酶和碘离子转化为新生态碘或活性碘，从而抑制甲状腺激素的合成。在外周组织中，丙基硫氧嘧啶还有阻滞T_4转变为T_3以及改善免疫监护功能的作用，故严重病例或甲状腺危象时作为首选用药。长期治疗分初治期（6~8周）、减量期（3~4个月）及维持期（1.5~2.0年），按病情轻重决定剂量。除非患者有较严重的反应，一般不中断疗程，并定期随访疗效。

3. 其他药物治疗

复方碘口服溶液仅用于术前准备和甲状腺危象；β受体拮抗药用于改善甲

亢初治期的症状，近期疗效好。

（二）^{131}I 治疗

有效率达 95%，临床治愈率 85% 以上，复发率小于 1%，是欧美国家治疗成人甲亢的首选疗法。利用被甲状腺摄取的 ^{131}I 释放的 β 射线破坏甲状腺组织细胞，减少甲状腺激素分泌。β 射线在组织内的射程仅有 2 mm，不会累及毗邻组织。但是可引起以下并发症：①甲状腺功能减退（简称甲减），分暂时性和永久性甲减两种，早期由于腺体破坏，后期由于自身免疫反应所致；②放射性甲状腺炎：发生在治疗后 7~10 日，个别可诱发甲状腺危象；③可能导致浸润性突眼恶化。

（三）手术治疗

治愈率 95% 左右，复发率 0.6%~9.8%，常采用甲状腺次全切除术，但可引起多种并发症，主要是手术损伤导致的永久性甲状旁腺功能减退和喉返神经损伤。

（四）甲状腺危象的防治

去除诱因，积极治疗甲亢，防治感染和做好充分的术前准备是预防甲状腺危象的关键。危象控制后，积极治疗甲亢，防止危象再次发生。

1. 抑制甲状腺激素合成

首选丙硫氧嘧啶，首次剂量 600 mg，口服或胃管注入。

2. 抑制甲状腺激素释放

服丙硫氧嘧啶后 1 小时加用复方碘口服溶液，每次 5 滴，每 6 小时 1 次，一般使用 3~7 天停药。

3. β 受体拮抗药

普萘洛尔每日 60~80 mg，每 4 小时口服 1 次。

4. 糖皮质激素

首次静脉滴注氢化可的松 300 mg，以后每 8 小时静脉滴注 100 mg。

5. 降低和清除血浆甲状腺激素

上述治疗效果不满意时，可选用血液透析、腹膜透析或血浆置换等措施降低血甲状腺激素浓度。

6. 对症支持治疗

监护心、脑、肾功能，纠正水、电解质和酸碱平衡紊乱，降温、给氧、防治感染，积极治疗各种合并症和并发症。

（五） Graves 眼病的治疗

关键在于有效控制甲亢，一般轻度 Graves 眼病通过保护眼、使用人工泪液、强制戒烟等措施可自限；中、重度在上述治疗措施上可采用糖皮质激素、眶内放射治疗、眶减压手术等治疗。

（六） 妊娠期甲状腺功能亢进症的防治

首选丙基硫氧嘧啶口服，必要时在妊娠 4~6 个月行甲状腺次全切除术。

（七） 甲状腺毒症心脏病的治疗

在足量抗甲状腺药物控制甲状腺功能至正常的情况下尽早使用[131]I 治疗。使用 β 受体拮抗药治疗心房颤动和心动过速导致的心力衰竭。

五、常见护理诊断/问题

（一） 营养失调，低于机体需要量

与代谢率增高导致代谢需求大于摄入有关。

（二） 个人应对无效

与性格及情绪改变有关。

（三） 有组织完整性受损的危险

与浸润性突眼有关。

（四） 潜在并发症

甲状腺危象。

六、护理措施

（一） 休息

保持环境安静，避免嘈杂。病情轻者可下床活动，以不感到疲劳为度；病情重、心力衰竭或合并严重感染者应严格卧床休息。精神紧张不安、失眠者可遵医嘱给予苯二氮卓类镇静剂。协助患者完成日常生活自理，如洗漱、进餐、如厕等；对大量出汗的患者，应随时更换浸湿的衣服及床单，防止受凉。

（二） 饮食

护士指导患者进食高热量、高蛋白、高维生素（尤其是复合维生素 B）及富含矿物质的饮食，以补充本病引起的消耗。患者摄入热量一般热量较正常增加 50%~70%，蛋白质每日每千克体重给予 1.5~2.0 g。嘱患者每日饮水 2 000~3 000 mL，以补充出汗、腹泻、呼吸加快等所丢失的水分；患有心脏疾病的患者应避免大量饮水，以防水肿和心力衰竭。嘱患者禁止摄入刺激性的食物及饮料，如浓茶、咖啡等，以免引起患者精神兴奋。勿进食增加肠蠕动及易导致腹泻的食物，如高纤维食物。此外，甲亢患者的很多检查（如摄碘率）及 ^{131}I 治疗前需禁碘。含碘高的食物有海带、海鱼、海蜇皮等；由于碘在空气中或受热后极易挥发，故只需将碘盐放在空气中或稍加热即可使用。

（三）病情观察

护士应监测患者体温、脉搏、心率（律）、呼吸改变、出汗、皮肤状况、大便次数、突眼症状、甲状腺肿大等情况，以及有无精神、神经、肌肉症状，每日测量体重，评估患者体重的变化。若原有甲亢症状加重，并出现严重乏力、烦躁、发热（体温>39 ℃）、多汗、心悸以及心率达每分钟 140 次以上，伴食欲减退、恶心、呕吐、腹泻、脱水等，需警惕甲状腺危象发生，应立即报告医师并协助处理。

（四）用药护理

护士应指导患者正确用药，嘱患者不可自行减量或停药，并密切观察药物不良反应，及时处理。硫脲类和咪唑类常见不良反应为粒细胞减少，严重者可致粒细胞缺乏症。粒细胞减少多发生在用药后 3 个月内，如伴发热、咽痛等症状，须立即停药，复查血常规。另外，药疹也较常见，可用抗组胺药控制，如皮疹加重，应立即停药，以免发生剥脱性皮炎。若发生中毒性肝炎、肝坏死、精神病、胆汁淤滞综合征、狼疮样综合征、味觉丧失等应立即停药抢救。锂盐口服吸收快而完全，抗甲亢所需药物浓度较高，易发生中毒，表现为头晕、恶心、呕吐、腹痛、腹泻，甚至意识模糊、震颤、反射亢进、癫痫等，一旦出现应立即停药，同时补液，静脉推注氨茶碱，促进锂的排泄。患者服用碳吸附剂如爱西特时可出现便秘和黑便，应注意预防便秘和定期检查粪常规以区别消化道出血和药物所致的黑便。

（五）心理护理

甲亢患者极易发生情绪改变，常因神经过敏、急躁、易怒而与家人或同事发生争执，导致人际关系紧张。身体外形的改变如突眼、颈部粗大可造成患者自我形象紊乱，引起焦虑、恐惧、多疑等心理变化。严重的精神刺激和创伤可诱发甲状腺危象。因此，护士应鼓励患者表达内心感受，理解和同情患者，建立相互信任的关系，与患者共同探讨控制情绪和减轻压力的方法，指导和帮助患者正确处理生活中的突发事件，保持居室安静和轻松的气氛，限制探视时间，提醒家属勿提供兴奋、刺激的消息，以避免患者激动。

（六）突眼的护理

护士嘱患者采取眼保护措施，预防眼受到刺激和伤害。佩戴眼罩以防光线刺激、灰尘和异物的侵害，复视者戴单侧眼罩睡觉或休息时，抬高头部，使眶内液回流减少，减轻球后水肿。护士嘱患者经常用滴眼液湿润眼，避免过度干燥，睡觉涂抗生素眼膏，用无菌生理盐水纱布覆盖双眼，防治结膜炎和角膜炎。限制钠盐摄入，做好戒烟指导。

（七）甲状腺危象的护理

患者发生甲状腺危象时嘱其绝对卧床休息，呼吸困难时取半卧位，给予吸氧，建立静脉通路。护士及时、准确按医嘱用药，特别是碘剂的应用，应严格掌握剂量，并观察中毒或过敏反应。准备好抢救物品，如镇静剂、血管活性药物、强心剂等。护士密切观察患者生命体征，准确记录 24 小时出入量，并监护心、脑、肾功能。体温过高者使用冰敷或酒精擦浴以降低体温；躁动不安者使用床栏保护患者安全；昏迷者加强皮肤、口腔护理，定时翻身，防止压疮、肺炎的发生。

七、健康指导

（一）指导患者加强自我保护

护士教导患者有关甲亢的疾病知识和眼的保护方法，使患者学会自我护理。严禁用手挤压甲状腺以免甲状腺激素分泌过多，加重病情。嘱患者保持身心愉快，避免过度劳累和精神刺激，如保持环境安静、避免嘈杂。保持环境通风良好，室温凉爽而恒定。患者大量出汗时应随时更衣，防受凉。

（二）饮食指导

嘱患者摄入高热量、高维生素、高蛋白、富含磷的食物，如黄豆、猪肾等。每日饮水 2 000 mL 以上。不吸烟，不饮咖啡、茶等兴奋性饮料。忌含碘多的食物，如海藻类。

（三）用药指导

护士指导患者坚持长期服药，并按时、按量服用，不可随意减量和停药。告知患者有半数轻、中度患者通过正确服药能获得长期缓解或痊愈，部分患者可在停药后 1 年内复发，须重复治疗或改用其他治疗。因此，护士嘱患者切忌不能自觉症状好转即自动停药。

（四）指导患者定期复查

服用抗甲状腺药物者每周查血常规 1 次，每隔 1~2 个月做甲状腺功能测定，每日清晨卧床时自测脉搏，定期测量体重，脉搏减慢、体重增加是治疗有效的标志。若出现高热、恶心、呕吐、腹泻、突眼加重等，应警惕甲状腺危象的可能，需及时就诊。突眼患者定期眼科检查角膜，以防角膜溃疡造成失明。

第三节 库欣综合征

库欣综合征是由各种病因引起糖皮质激素分泌过多所致病症的总称，以垂体促肾上腺皮质激素分泌亢进引起者最多见，称为库欣病。主要临床表现有满月脸、多血质外貌、向心性肥胖、皮肤紫纹、痤疮、糖尿病倾向、高血压和骨质疏松等。多见于女性，男女之比为 1 ： （3~8），20~40 岁居多。

一、病因与发病机制

（一）依赖垂体促肾上腺皮质激素的库欣综合征

库欣病：最常见，约占 70%。由于垂体促肾上腺皮质激素分泌过多导致肾上腺皮质增生。垂体多有微腺瘤，少数为大腺瘤。

异位垂体促肾上腺皮质激素综合征：垂体以外的恶性肿瘤分泌大量垂体促肾上腺皮质激素，刺激肾上腺皮质增生，分泌过量皮质醇。肺癌最常见，约占 50%。

（二）不依赖垂体促肾上腺皮质激素的库欣综合征

肾上腺皮质腺瘤：占 15%~20%，起病缓慢，病情较重，多见于成年男性。

肾上腺皮质癌：占 5% 以下，病情重，进展快。

不依赖垂体促肾上腺皮质激素的双侧性肾上腺小结节性增生：患者血中垂体促肾上腺皮质激素低或测不到，大剂量地塞米松不能抑制，发病机制与遗传和免疫有关。

不依赖垂体促肾上腺皮质激素的双侧肾上腺大结节性增生：患者可表现为典型的库欣综合征。

（三）医源性皮质醇增多症

该类型为长期服用较大剂量垂体促肾上腺皮质激素或外源性糖皮质激素所致。

二、临床表现

（一）向心性肥胖、满月脸

皮质醇促进脂肪动员和合成，引起脂代谢紊乱及脂肪重新分布，患者表现为满月脸、水牛背、腹部隆起似球形、四肢相对瘦小。

（二）皮肤表现

皮肤菲薄，微血管易见，致患者呈多血质貌；毛细血管脆性增加，轻微损伤即可出现皮肤瘀斑；由于肥胖、皮肤薄、皮肤弹力纤维断裂等原因，患者下腹两侧、大腿外侧等处皮肤可出现紫红色条纹。

（三）代谢障碍

大量皮质醇促进肝糖原异生，拮抗胰岛素作用，减少外周组织对葡萄糖的利用，使血糖升高，葡萄糖耐量减低，部分患者出现继发性糖尿病，称为类固醇性糖尿病；大量皮质醇有潴钠、排钾作用，但电解质大多正常，肾上腺皮质癌和异位垂体促肾上腺皮质激素综合征可有明显低钾低氯性碱中毒；部分患者因水钠潴钠而有轻度水肿；皮质醇可促进排钙作用，久病者可出现骨质疏松。

（四）心血管表现

高血压常见，患者伴有动脉硬化。长期高血压可并发左心室肥大、心力衰竭和脑血管意外。

（五）对感染抵抗力减弱

长期皮质醇分泌增多使免疫功能减弱，易导致各种感染。感染时炎症反应常不显著，体温不高，易漏诊，且感染不易控制，常发展为蜂窝织炎、菌血症、败血症。

（六）性功能障碍

女性患者多有月经减少、不规则或停经，以及不孕、痤疮等，如出现明显男性化，要警惕肾上腺癌。男性患者出现性欲减退、阴茎缩小、睾丸变软、男性性征减少等。

（七）全身及神经系统

患者常表现为肌无力，下蹲后起立困难。患者常有情绪不稳定、烦躁、失眠等神经、精神症状，少数患者表现为抑郁与狂躁交替发生。

三、诊断

典型病例根据临床表现即可作出诊断，早期及不典型病例有赖于实验室及影像学检查。

四、治疗

（一）库欣病

有手术、放射、药物治疗 3 种方法。经蝶窦行垂体微腺瘤切除术为近年治疗本病的首选方法，摘除腺瘤后可治愈，仅少数患者手术后复发。

（二）肾上腺肿瘤

手术切除肾上腺皮质腺瘤可根治，肾上腺皮质腺癌应尽早手术，未能根治或已有转移者用药物治疗以减少肾上腺皮质激素的分泌量。手术后需较长时间使用激素替代治疗。

（三）不依赖垂体促肾上腺皮质激素小结节性或大结节性双侧肾上腺增生做双侧肾上腺切除术，术后用激素替代治疗。

（四）异位垂体促肾上腺皮质激素综合征

应治疗原发性癌肿，根据具体病情行手术、放疗和化疗。

五、常见护理诊断/问题

（一）自我形象紊乱

与身体外型改变有关。

（二）体液过多

与皮质醇过多引起水、钠潴留有关。

（三）有感染的危险

与机体免疫功能减低、抵抗力下降及蛋白质分解代谢作用增强有关。

六、护理措施

（一）休息与体位

合理休息可避免水肿加重，患者尽量取平卧位，抬高双下肢，有利于静脉回流。

（二）饮食护理

指导患者进食低钠、高钾、高蛋白质、低糖类、低热量的食物，预防和控制水肿。鼓励患者食用柑橘类、枇杷、香蕉、南瓜等含钾高的水果及蔬菜。

（三）病情监测

护士定时监测患者体温、血压的变化，必要时监测血糖。嘱患者定期检查血常规，注意有无感染征象。护士评估患者水肿情况，每日测量体重变化，记录 24 小时液体出入量，监测电解质浓度和心电图变化。

（四）预防感染

护士保持病室环境清洁，减少感染机会；保持室内适宜的温度、湿度。严格无菌操作，避免交叉感染，尽量减少侵入性治疗措施；教导患者及其家属预防感染的知识，如注意保暖、减少或避免到公共场所，以防上呼吸道感染；协助患者做好个人清洁卫生，避免皮肤擦伤和感染。长期卧床者宜定期翻身，并保护骨突处，预防压疮发生。对于病重者护士应对其做好口腔护理。

（五）加强防护措施

护士提供安全、舒适的环境，移除环境中不必要的家具或摆饰，浴室应铺上防滑脚垫，防止因跌倒或碰撞引起骨折。嘱患者避免剧烈运动，变换体位时动作宜轻柔，避免摔伤。

（六）心理护理

护士评估患者对自我形象紊乱的认知和接受程度，讲解发生的原因，告知患者随着病情好转，患者形体改变会逐渐恢复。指导患者采用适当的修饰方法，勿穿紧身衣裤等。

七、健康指导

（一）知识宣教

护士告知患者及其家属有关疾病的基本知识和治疗方法，让其积极配合治疗。

（二）用药指导

护士指导患者正确用药并学会观察药物疗效和不良反应。使用糖皮质激素替代治疗者让其了解有关注意事项，坚持服药，在肾上腺功能恢复的基础上逐渐减量，切勿自行加减药物。

（三）饮食和活动的指导

护士指导患者进食高蛋白、低糖食物，食用低钠、高钾食物，如苹果、香蕉、柑橘类、西瓜、梨等，以防水、电解质失衡。照顾者有计划地安排患者力所能及的生活和活动，让患者独立完成，以增强其自信心和自尊感。

（四）定期复查

嘱患者术后定期复查，观察其变化。

第四节　糖尿病

糖尿病是由遗传和环境因素相互作用而引起的一组以慢性高血糖为共同特征的代谢异常综合征。

胰岛素分泌绝对或相对不足，或胰岛素作用缺陷，或两者同时存在，从而引起糖、蛋白质、脂肪以及继发的水、电解质代谢紊乱。临床上出现烦渴、多尿、多饮、多食、疲乏、消瘦等表现。然而也有相当一部分患者并无上述症状，而在全面体检或出现其他并发症时才被发现。随着病情的进展，可出现多系统损害，导致眼、肾、神经、心脏、血管等组织的慢性进行性病变，引起功能缺陷及衰竭，严重时可发生酮症酸中毒或其他类型的急性代谢紊乱。

糖尿病是常见病、多发病，各年龄组均可发病，多见于中、老年人。随着生活水平的提高以及人口老龄化、生活方式的改变，以及诊断技术的进步，使其诊断率提高，从而患者人数迅速增加。2021 年，全球约有 5.29 亿糖尿病患者，预计到 2050 年，全球约有 13.1 亿糖尿病患者。截至 2021 年，20~79 岁的糖尿病患者约有 1.4 亿人，预计到 2045 年将增加至 1.74 亿。糖尿病已成为发达国家中继心血管病和肿瘤之后的第三大非传染性疾病，对社会和经济带来沉重的负担，是严重威胁人类健康的世界性公共卫生问题。

目前将糖尿病分成 4 大类型，即 1 型糖尿病、2 型糖尿病、其他特殊类型糖尿病和妊娠期糖尿病。糖尿病的病因可归纳为遗传因素和环境因素两大类，其机制是由于不同病因导致胰岛 β 细胞分泌胰岛素缺陷和（或）外周组织胰岛素利用不足，从而引起糖、脂肪及蛋白质等物质代谢紊乱。

1 型糖尿病的患者有胰岛 β 细胞的破坏，导致胰岛素绝对缺乏，呈酮症酸中毒倾向，患者需要依赖胰岛素治疗。2 型糖尿病占据本病群体的大多数（占95%），其主要病理生理改变从以胰岛素抵抗为主伴胰岛素分泌不足到胰岛素分泌不足为主伴胰岛素抵抗，这些患者在疾病的初期甚至终身都不需要依赖胰岛素治疗；本型可发生在任何年龄，但多见于成年人，因肥胖以及缺乏体力活动而增高，遗传易感性较强；很少自发酮症酸中毒，却易发生大血管病变和微血管病变。其他特殊类型的糖尿病主要是胰岛 β 细胞功能遗传性缺陷、胰岛素作用遗传性缺陷、胰腺外分泌疾病、内分泌疾病、药物或化学品所致糖尿病、感染、不常见的免疫介导糖尿病及其他原因均有可能导致。妊娠期糖尿病为在妊娠过程中初次发现的任何程度的糖耐量异常，不论是否用胰岛素或单用饮食治疗，也不论分娩后这一情况是否持续，均认为是妊娠期糖尿病。其中1型糖尿病与2型糖尿病的区别如下（表6-1）。

表6-1　1型糖尿病与2型糖尿病的区别

项目	1型糖尿病（胰岛素依赖型）	2型糖尿病（非胰岛素依赖型）
发病年龄	多为幼年和青年	多为成年和老年
体型	消瘦或正常	多伴肥胖
起病	急	慢
病情严重程度	较重	较轻
血浆胰岛素对胰岛素的敏感	显著低于正常或缺如很敏感（易致低糖血症）	轻度降低，正常或超过正常较不敏感
胰岛素治疗	必须	约25%患者需要
磺脲类降糖药疗效	差	>50%
酮症酸中毒	常见	少见

目前强调糖尿病应坚持早期、长期、综合治疗及治疗方法个体化的原则。通过控制饮食、运动疗法、使用降糖药物和胰岛素达到控制高血糖、纠正代谢紊乱、消除糖尿病症状、防止和延缓并发症发生的目的。

一、护理评估

（一）健康史

护士详细了解患者有无家族糖尿病病史，患者及其亲属是否还有其他的心脑血管疾病，了解患者平素的健康状况、生活方式、饮食习惯、妊娠次数等，了解患者患病后的检查、诊疗概况和目前用药后病情控制情况等。

（二）身体状况

1. 代谢紊乱综合征

本病为慢性进行性疾病，早期可无症状。当疾病逐渐进展时，患者可出现

"三多一少"，即多尿、多饮、多食、体重减轻的典型症状。常伴有软弱、乏力、女性外阴瘙痒等现象。

（1）多尿：因血糖升高，大量葡萄糖从肾脏排出致尿渗透压增高，阻碍肾小管对水的重吸收，大量水分随糖排出，形成多尿。患者排尿次数和尿量明显增多，每日尿量可达 3 000~5 000 mL，甚至高达 10 000 mL。

（2）多饮：因多尿丢失大量水分而出现口渴、多饮。

（3）多食：因胰岛素分泌不足，使体内葡萄糖不能充分利用而自尿中丢失。为了补偿损失的糖分，维持机体活动，患者多有饥饿感，从而导致食欲亢进、易饥、多食。

（4）消瘦：患者体内葡萄糖不能充分利用，蛋白质和脂肪消耗增多，加之失水，引起体重减轻、乏力和消瘦。

2. 皮肤瘙痒

由于高血糖及末梢神经病变，造成皮肤干燥和感觉异常，患者常出现皮肤瘙痒。女性患者可因尿糖刺激皮肤，出现外阴瘙痒。

3. 其他症状

患者有四肢酸痛、麻木、腰痛、性欲减退、阳痿、不育、月经不调、便秘等。极少患者会出现反应性低血糖，即患者进食后胰岛素分泌高峰延迟，餐后 3~5 小时血浆胰岛素水平不适当地升高，其所引起的低血糖可成为这些患者的首发表现。

4. 并发症

（1）急性并发症

A. 糖尿病酮症酸中毒

糖尿病代谢紊乱加重时，脂肪动员和分解加速，大量脂肪酸在肝脏经 β 氧化产生大量酮体（乙酰乙酸、β-羟丁酸和丙酮）。这些酮体均为较强的有机酸，血酮继续升高便发生代酸而得此称谓。1 型糖尿病有自发糖尿病酮症酸中毒倾向，2 型糖尿病患者在一定诱因作用下也可发生糖尿病酮症酸中毒。

a. 诱因：常见诱因有感染（最多见）、胰岛素治疗中断或剂量不足、饮食不当、妊娠、分娩、创伤、手术、麻醉、急性心肌梗死、心力衰竭、精神紧张或严重刺激引起的应激状态等。有时也可无明显的诱因。

b. 躯体表现：早期主要表现为原来糖尿病症状加重。随后失代偿阶段出现乏力、食欲减退、恶心、呕吐、呼吸加深加快有酮味（烂苹果味），循环系统表现为脉细速、血压下降，常伴头痛、嗜睡或烦躁，最终各种反射迟钝或消失，患者昏迷；后期患者严重脱水，尿量减少、皮肤黏膜干燥、眼球下陷、四肢厥冷，也有少数患者出现腹痛等急腹症表现。

c. 实验室检查：患者肾功能正常时尿糖强阳性、尿酮体强阳性；当肾功能严重损害时，尿糖、尿酮体阳性程度与血糖、血酮不符，有时尿中出现蛋白质和管型；早期尿量增多至 3 000 mL/d 以上，当发生严重休克、急性肾衰竭时可出现尿少甚至尿闭；血液检查显示血糖增高，多为 16.7~33.3 mmol/L，有时可达 55.5 mmol/L 以上；血酮增高，多>4.8 mmol/L；二氧化碳结合力降低，轻者为 13.5~18.0 mmol/L，重者 9.0 mmol/L 以下，常合并酸碱平衡失调及水、电解质紊乱，血脂、血尿素氮和肌酐常偏高等。

B. 高渗高血糖综合征

多见于 50~70 岁的 2 型糖尿病患者，发病前多无糖尿病病史或症状轻微，是一种极为严重的急症。

a. 诱因：常见诱因有感染、急性胃肠炎、胰腺炎、脑血管意外、严重肾脏疾病、血液或腹膜透析治疗、静脉内高营养、不合理限制水分以及使用某些药物如糖皮质激素、免疫抑制剂、噻嗪类利尿药等所致。少数从未诊断为糖尿病者因输入葡萄糖或因口渴而大量饮用含糖饮料等也可诱发该症。

b. 躯体表现：患者有严重高血糖、脱水及血浆渗透压增高而无显著的酮症酸中毒。起病时先有多尿、多饮，但多食不明显，或反而食欲减退，失水程度随病情进展而加重，出现神经、精神症状，表现为嗜睡、幻觉、定向障碍、昏迷。该病病死率高达 40%。

c. 实验室检查：尿糖呈强阳性，早期尿量明显增多，晚期尿少甚至尿闭。血糖常高至 33.3 mmol/L，血钠高可达 155 mmol/L，血浆渗透压高可达 330~460 mmol/L。无或轻度酮症，血尿素氮及肌酐升高，白细胞明显增多。

C. 感染

皮肤疖、痈等化脓性感染多见，可致败血症或脓毒血症；足癣、甲癣、体癣等皮肤真菌感染也较常见；肾盂肾炎和膀胱炎为泌尿系最常见的感染，尤其多见于女性，常反复发作，易转为慢性肾盂肾炎；女性患者常合并真菌性阴道炎；肺结核发病率高，进展快，易形成空洞。

（2）慢性并发症

糖尿病慢性并发症可遍及全身各重要器官，主要累及大血管与微血管。1

型糖尿病早期少见，2 型可在确诊糖尿病前已经存在。

A. 大动脉的粥样硬化

主要侵犯主动脉、冠状动脉、脑动脉、肾动脉和肢体外周动脉等，引起冠心病、缺血性或出血性脑血管病、肾动脉和肢体动脉硬化。患者表现为心悸、心前区疼痛、水肿、腰痛等。下肢动脉硬化者可有下肢疼痛、感觉异常和间歇性跛行，严重供血不足可致肢端坏疽。心血管病变是糖尿病最严重且突出的并发症，是糖尿病的主要死因。基本病理改变为动脉粥样硬化和微血管改变。

B. 微血管病变

微血管指微小动脉和微小静脉之间、管腔直径在 100 μm 以下的毛细血管及微血管。主要表现在视网膜、肾、神经、心肌组织，其典型改变包括微循环障碍，表现为血管瘤形成和微血管基底膜增厚。

a. 糖尿病肾病：糖尿病肾病为 1 型糖尿病的主要死亡原因，包括毛细血管间肾小球硬化症、肾动脉硬化病和慢性肾盂肾炎。肾小球硬化症是糖尿病微血管病变之一，大多数患者糖尿病病史超过 10 年，典型表现为蛋白尿、水肿和高血压，晚期伴氮质血症，最终发生肾衰竭。

b. 眼部病变：病程超过 10 年的糖尿病患者半数以上可出现视网膜病变，是糖尿病患者失明的主要原因。早期为视网膜小静脉扩张和微血管瘤，随后可出现视网膜出血、水肿、微血栓、渗出等病变，后期因玻璃体出血和视网膜剥离而失明。还可引起白内障、青光眼、屈光改变、虹膜睫状体病变等。

c. 神经病变：主要由微血管病变及山梨醇旁路代谢增强（山梨醇增多）所致，其病变部位以周围神经最为常见。患者早期感觉神经表现为对称性肢体隐痛、刺痛或烧灼痛，夜间及寒冷季节加重，通常下肢较上肢严重。肢痛前常有肢端感觉异常，呈袜子或手套状分布。后期累及运动神经，可出现肌力减退、肌萎缩和瘫痪；腱反射早期亢进，后期减弱或消失。自主神经病变也较常见，表现为瞳孔改变、排汗异常、腹泻或便秘、体位性低血压、持续心动过速及尿失禁、尿潴留、阳痿。

d. 糖尿病足：世界卫生组织将糖尿病足定义为与下肢远端神经异常和不同程度的周围血管病变相关的足部（踝关节或踝关节以下的部位）感染、溃疡和（或）深层组织破坏。足部溃疡多见，多由于皮肤小动脉病变使足部供血不足、神经营养不良和外伤所致，溃疡较深、无痛、不易愈合。糖尿病足是截肢、致残的主要原因，且治疗花费巨大。

（三）心理-社会状况

糖尿病是一种慢性代谢性疾病，需终身治疗且必须严格控制饮食，患者因此可能产生悲观情绪，失去生活乐趣，常自诉孤独无助。随着病情的进展，患者可能患各种并发症，严重影响患者的生活质量，使患者产生沮丧和恐惧心理。

二、常见护理诊断/问题

（一）营养失调，低于机体需求量

与胰岛素分泌绝对或相对不足引起糖、蛋白质、脂肪代谢紊乱有关。

（二）有感染的危险

与血糖增高、脂质代谢紊乱、营养不良和微循环障碍有关。

（三）有皮肤完整性受损的危险

与感觉障碍、皮肤营养不良有关。

（四）潜在并发症

酮症酸中毒：与代谢紊乱、酮体在体内堆积有关。低血糖：与胰岛素使用不当、饮食不当有关。糖尿病足：与足部缺血性溃疡、营养不良性皮肤溃疡有关。

三、护理目标

患者症状缓解，体重增加，血糖控制良好。患者尽可能不发生感染和酮症酸中毒，当患者发生感染和酮症酸中毒时能被及时发现和处理。患者饮食合理，能够正确使用胰岛素，无低血糖发生。患者学会足部护理的方法，尽可能不发生皮肤破损。

四、护理措施

（一）控制饮食

1. 每日热量计算

根据患者的性别、年龄、身高查表并计算其理想体重［理想体重（kg）=身高（cm）-105］，然后参照理想体重和活动强度计算每日所需摄入的总热量。成年人休息状态下每日每千克标准体重需热量 25~30 kcal，轻体力劳动者 30~35 kcal，中体力劳动者 35~40 kcal，重体力劳动者 40 kcal 以上。儿童、孕妇、乳母、营养不良或有慢性消耗性疾病者应酌情增加，肥胖者酌减，使患者体重恢复至理想体重的±5%。

2. 蛋白质、脂肪、碳水化合物分配

饮食中蛋白质含量成人按每日每千克标准体重 0.8～1.2 g 计算，儿童、孕妇、乳母、营养不良或有慢性消耗性疾病者可增至每日每千克体重 1.2～1.5 g，脂肪每日每千克标准体重按 0.6～1.0 g 计算，其余为碳水化合物。按上述计算蛋白质总量占总摄入热量的 12%～15%，脂肪约占 30%，碳水化合物占50%～60%。

3. 三餐分配

按食物成分表将上述热量折算为食谱，三餐分配一般为 1/5，2/5，2/5或 1/3，1/3，1/3。三餐饮食内容要搭配均匀，每餐均有碳水化合物、脂肪和蛋白质，且要定时、定量，这样有利于减缓葡萄糖的吸收，增加胰岛素的释放。按此食谱食用 2～3 周，血糖可下降，如血糖控制不理想，应做必要的调整。

4. 糖尿病患者饮食注意事项

患者应严格定时进食；控制饮食的关键在于控制总热量；严格限制各种甜食，包括各种食糖、糖果、甜点心、饼干、冷饮、水果及各种含糖饮料等；患者进行体育锻炼时不宜空腹，应补充适量食物，防止低血糖；保持大便通畅，多食含纤维素高的食物；每周定期测量体重 1 次，衣服重量要相同，且用同一磅秤。

（二）适当运动

1. 锻炼方式

步行、慢跑、骑自行车、做健身操、练太极拳、游泳及做家务劳动等需氧运动对糖尿病患者均适合。合适的活动强度为患者的心率应达到个体 50% 的最大耗氧量，个体 50% 最大耗氧量时心率 = 0.5×（个体最大心率−基础心率）＋基础心率，其中个体最大心率可用 220−年龄来粗略估计，基础心率可以以早晨起床前测得的脉率估计。活动时间为 20～40 分钟，可逐步延长至 1 小时或更久，每日 1 次，用胰岛素或口服降糖药物者最好每日定时活动，肥胖者可适当增加活动次数。

2. 注意事项

低血糖、酮症、诱发性心血管意外或运动系统损伤等是锻炼相关不良反应。为了防止上述不良反应的出现，在体育锻炼时要注意下列事项：运动前评估糖尿病的控制情况，根据患者的具体情况决定运动方式、时间及所采用的运动量。如血糖>13.3 mmol/L 或尿酮阳性者不宜做上述活动。运动应尽量避免恶劣天气，天气炎热应保证水分的摄入，寒冷天气注意保暖。随身携带糖果，当出现饥饿感、心悸、出冷汗、头晕及四肢无力等低血糖症状时食用。身体状况不良时应暂停运动。2 型糖尿病有心脑血管疾病或严重微血管病变者按具体情况妥善安排，收缩压>24 kPa（180 mmHg）时停止活动，活动时间宜安排在餐后 1 小时，活动要适量，2 型糖尿病患者仅靠饮食控制者或口服降糖药物治疗者活动前通常不需添加额外食物。运动时随身携带糖尿病卡片，以备急需。运动后应做好运动日记，以便观察疗效和不良反应。

（三）用药护理

1. 口服降糖药护理

（1）磺脲类药物的主要不良反应是低血糖，同时还有不同程度的胃肠道反应、皮肤瘙痒、胆汁淤积性黄疸、肝功能损害、再生障碍性贫血、溶血性贫血、血小板减少、白细胞减少等。

（2）双胍类药物的主要不良反应有腹部不适、口中有金属味、恶心、厌食、腹泻等，偶有过敏反应。因双胍类促进无氧糖酵解，产生乳酸，在肝肾功能不全、休克或心力衰竭者中可诱发乳酸性酸中毒。

（3）α-葡萄糖苷酶抑制剂常见不良反应为胃肠道反应，如腹胀、排气增多或腹泻，经治疗一段时间后可减轻。单用本药不引起低血糖，但如与磺脲类或胰岛素合用，仍可发生低血糖，进食双糖或淀粉类食物无效。此药在肠道吸收甚微，故无全身不良反应，但肝、肾功能不良者应慎用。不宜用于有胃肠道功能紊乱者、孕妇、哺乳期妇女和儿童。

（4）胰岛素增敏剂：不宜用于治疗 1 型糖尿病患者、孕妇、哺乳期妇女和儿童。

2. 胰岛素

（1）胰岛素能促进葡萄糖的利用及肝糖原的合成，抑制糖异生，促进三羧酸循环而使血糖下降；还可以促进蛋白质、脂肪、DNA、RNA 等合成，抑制脂肪、糖原及蛋白质的分解，以调节血糖的稳定。所以胰岛素适用于 1 型和 2 型糖尿病患者经口服降糖药无效。糖尿病酮症酸中毒，高渗性昏迷。合并重症感染、急性或消耗性疾病的糖尿病患者以及外科治疗的围手术期或妊娠和分娩时。对出现抗胰岛素抗体而使胰岛素敏感性降低者可考虑使用人工胰岛素，但发生低血糖的危险性随之增加，应严密观察。根据胰岛素作用起始时间、作用强度高峰和持续时间的不同，分为短（速）效、中效和长（慢）效胰岛素。2型糖尿病可选用中效胰岛素，每日早餐前使用，开始剂量为 4~8 U，根据尿糖和血糖测定结果每隔数日调整剂量或剂型。1 型糖尿病患者多需强化胰岛素治疗，每日多次注射胰岛素，一般采用餐前注射。常见的几种胰岛素的作用特点见表 6-2。

表 6-2　胰岛素制剂类型及作用时间

作用类别	制剂	开始产生效应（小时）	作用强度高峰（小时）	作用持续时间（小时）	注射时间
短效	普通胰岛素	1/4~1/2	1~3	5~7	餐前 0.5 小时，每日 3~4 次
中效	中性鱼精蛋白锌胰岛素	2~4	8~12	18~24	早餐或晚餐前 1 小时，每日 1~2 次
长效	鱼精蛋白锌胰岛素	3~5	14~20	25~36	早餐或晚餐前 1 小时，每日 1 次

（2）胰岛素在应用前除了需要了解其适应证及各种胰岛素的作用时间外，尚需注意：①胰岛素不宜冰冻，使用期间宜放在 20 ℃以下；②使用时注意剂量换算及有效期，剂量必须准确，采用 1 mL 注射器抽药；③注射时间准确，胰岛素须在餐前 30 分钟皮下注射，鱼精蛋白锌胰岛素须在早饭前 1 小时皮下注射；④注射部位应经常更换，以防局部组织硬化影响吸收，局部消毒应严密，以防感染；⑤两种胰岛素合用时应先抽普通胰岛素，后抽长效制剂，以免影响普通胰岛素的速效特性；⑥嘱患者注意低血糖的发生并告知患者防治方法，一旦出现，应立即口服糖类食物或静脉滴注 500 g/L 葡萄糖溶液；⑦在胰岛素治疗的过程中，嘱患者每日 3 餐前和夜间各收集小便 1 次，以检查尿糖。

（3）胰岛素治疗的不良反应。①低血糖反应：与胰岛素使用剂量过大、饮食失调或运动过量有关，表现为头晕、心悸、多汗、饥饿，甚至昏迷，对发生低血糖反应者,应及时检测血糖,根据病情进食糖类食物或静脉推注 50% 葡萄糖注射液 20~30 mL。确保胰岛素的有效使用剂量和时间、定时定量及适量运动是预防低血糖反应的关键,包括胰岛素储存温度不可低于 2 ℃或高于 30 ℃,避免剧烈晃动。患者应学会按规定的时间和量进餐并合理安排每日的运动时间和运动量,若就餐时间推迟,可先进食一些饼干。②胰岛素过敏:主要表现为注射局部瘙痒、荨麻疹(全身性皮疹少见),罕见血清病、过敏性休克等过敏反应。③注射部位出现皮下脂肪萎缩或增生,这可使胰岛素吸收不良,但临床少见。停止该部位注射后可缓慢恢复。需经常更换注射部位,避免 2 周内在同一部位注射 2 次,可防止注射部位组织萎缩或增生。

(四)预防感染

护士嘱患者注意个人卫生,保持全身和局部清洁,尤其要加强口腔、皮肤和阴部的清洁,做到勤洗澡、勤换衣。衣服选择质地柔软、宽松,避免使用各种约束带。注射胰岛素时局部皮肤严格消毒,以防感染。皮肤有外伤或感染时,不可任意用药,必须在医生指导下用药。

(五)糖尿病足的护理

1. 观察与检查

护士勤观察患者足部颜色、温度、脉搏。足部有无病变,如鸡眼、甲沟炎、甲癣、水疱等。

2. 促进肢体血液循环

嘱患者注意足部保暖,促进血液循环(适当运动,进行适当的体育活动,可促进循环),改善神经营养供给。每晚用 50~60 ℃温水洗足,按摩足部,戒烟以避免血管进一步受影响。

3. 保护足部

嘱患者选择鞋袜时,不宜穿袜口过紧的袜子,选择软底、宽头的鞋子;保持足部清洁,勤换鞋袜、洗脚,保持趾间干燥;剪甲,修剪趾甲略呈弧形,与脚趾等缘,不要修剪过短,以免伤及甲沟;及时治疗足部疾病,如足癣等。

4. 预防足部外伤

嘱患者不能赤脚走路,手足冰冷需使用热水袋或用热水清洗,应注意防止烫伤。

（六）并发症的护理

1. 糖尿病酮症酸中毒的护理

（1）病情监测。护士注意监测患者生命体征、意识、瞳孔，记录 24 小时液体出入量；观察疾病症状、体征，如口渴、呼吸深快、有烂苹果味等；检测患者尿糖、血糖、酮体的变化。

（2）酮症酸中毒紧急护理措施如下。①正确执行医嘱，确保液体和胰岛素的输入，液体输入量应在规定的时间内完成，胰岛素用量必须准确和及时；②嘱患者绝对卧床休息，注意保暖，预防压疮和继发感染，昏迷者按昏迷常规护理；③严密观察和记录患者意识变化、瞳孔大小和对光反射、呼吸、血压、脉搏、心率及每日出入液量等变化；④在输液和胰岛素治疗过程中，需每 1~2 小时留取标本送检，检测尿糖、尿酮、血糖、血酮、血钾、血钠、二氧化碳结合力等。

2. 低血糖反应的护理

（1）病情监测：低血糖发生时患者常有饥饿感，伴软弱无力、出汗、恶心、心悸、面色苍白，重者可昏迷。睡眠中发生可突然觉醒，皮肤潮湿多汗，部分患者有饥饿感。

（2）低血糖紧急护理措施：进食含糖的食物；静脉推注 50% 葡萄糖注射液 40~60 mL 是紧急处理低血糖最常用和有效的方法；胰高血糖素 1 mg 肌内注射适用于一时难以建立静脉通道的院外急救或患者自救。

（七）健康指导

1. 护士加强糖尿病患者的健康教育

使患者认识到糖尿病是一种终身性疾病，目前尚不能根治，必须终身治疗，因此患者的依从性非常重要。护士应帮助患者掌握饮食和体育锻炼的具体方法、注意事项，学会检测尿糖、血糖的变化，学会正确注射胰岛素的方法，知道药物的作用、不良反应及使用注意事项。教会患者识别低血糖反应的表现，掌握自救方法。

2. 护士嘱患者预防感染

嘱患者保持生活规律，戒烟、酒，注意个人卫生，预防各种感染。

3. 护士应指导患者认识并发症先兆

嘱患者发现糖尿病酮症酸中毒的诱因及提示酮症酸中毒的先兆症状，及时就医。

4. 护士应帮助患者了解糖尿病治疗、控制的要求

定期随访，以了解病情控制情况，及时调整用药剂量。每年定期全身检查，以尽早防治慢性并发症。随时携带糖尿病卡片，以备急需。